MEDICINA ENERGÉTICA

JILL BLAKEWAY

MEDICINA ENERGÉTICA

La ciencia de la acupuntura, la Medicina
Tradicional China y otras técnicas curativas

URANO

Argentina – Chile – Colombia – España
Estados Unidos – México – Perú – Uruguay

Título original: *Energy Medicine – The Science and Mystery of Healing*
Editor original: Harper Wave, An Imprint of HarperCollinsPublishers. New York
Traducción: Laura Fernández

1.ª edición Noviembre 2019

ISBN: 978-84-16720-82-8
E-ISBN: 978-84-17780-49-4
Depósito legal: B-22.893-2019

Fotocomposición: Ediciones Urano, S.A.U.

Impreso por: Rotativas de Estella – Polígono Industrial San Miguel Parcelas E7-E8
31132 Villatuerta (Navarra)

Impreso en España – *Printed in Spain*

ALEX TIBERI FUE SANADOR Y ERUDITO.

Fue mi primer maestro, y este libro está dedicado a su memoria.

ÍNDICE

INTRODUCCIÓN

En la década de 1840, la fiebre puerperal o «fiebre posparto», una infección bacteriana en el útero que algunas madres desarrollaban después del parto, hizo aparición en una de las dos clínicas de maternidad que había en el Hospital General de Viena, en Austria. En la primera clínica, la tasa de mortalidad entre las madres que daban a luz era del 10 por ciento; en la otra, de menos del 4 por ciento. Las dos clínicas admitían a sus pacientes en días alternos. Cuando las mujeres descubrían que se habían puesto de parto uno de los días reservados a la clínica asediada por la fiebre posparto solían suplicar de rodillas que no las ingresaran allí. Algunas mujeres iban más lejos y esperaban tanto que acababan dando a luz en la calle. Esas mujeres —las que habían tenido «partos callejeros», pues así se acabó por conocer aquella práctica— seguían optando a las ayudas que les correspondían para sus hijos sin necesidad de ingresar en la clínica. Y, como descubrieron más adelante, raramente contraían la fiebre posparto que se propagaba en el interior de la clínica.

Ignaz Semmelweis, un médico húngaro que hacía poco que había empezado a trabajar en la primera clínica, se preguntó qué protegería a aquellas mujeres de contraer una infección tan contagiosa. A fin de cuentas, ambas clínicas empleaban casi las mismas técnicas. La única diferencia era que en la primera clínica trabajaban estudiantes de medicina y en la segunda las empleadas eran comadronas. Tras un meticuloso proceso de eliminación, Semmelweis concluyó que él y los estudiantes de medicina tenían «partículas cadavéricas» en las manos, mientras que las comadronas, que no hacían autopsias y no tenían contacto con cadáveres, no llevaban esos gérmenes en las manos. (Y las mujeres que habían dado a luz en la calle habían evitado la infección porque no habían tenido ningún contacto con los médicos durante el parto.)

A partir de entonces, Semmelweis les pidió a los médicos de la primera clínica que se lavaran las manos con agua mezclada con hipoclorito de calcio después de hacer las autopsias y antes de examinar a las pacientes. Cuando todos los médicos empezaron a seguir aquellas instrucciones, la tasa de mortalidad de las pacientes de la primera clínica disminuyó un asombroso 90 por ciento. Y entonces Semmelweis les pidió a las comadronas de la segunda clínica que hicieran lo mismo. Y de nuevo, aquella práctica consiguió reducir la tasa de mortalidad del hospital de forma drástica.

Y, sin embargo, a pesar de la clara evidencia de que la teoría de Semmelweis y su puesta en práctica salvaba vidas, sus colegas, que se aferraban a sus férreas creencias, se negaban a aceptar que aquellos resultados fueran más que una mera coincidencia. A fin de cuentas, no veían la causa de la muerte: las bacterias microscópicas. Y lo más importante, los datos de Semmelweis no se correspondían con su forma de ver el funcionamiento del cuerpo humano. La teoría de la enfermedad causada por gérmenes todavía no había sido aceptada en Viena; en aquella época las enfermedades se atribuían a una gran variedad de causas sin relacionar. Los colegas de Semmelweis lo ridiculizaron y terminaron por dejar de seguir sus directrices. Poco después, Semmelweis perdió su trabajo. Pasó el resto de su vida discutiendo con la comunidad médica sobre el tema de la esterilización y la limpieza, y a los cuarenta y siete años este pensador vanguardista fue internado en un psiquiátrico, donde murió de una septicemia.

* * *

Los cimientos de la medicina energética son tan antiguos como la historia. En Egipto se encontró en el Papiro Ebers (uno de los documentos médicos más antiguos que se conservan, del año 1550 aC) la descripción de una imposición de manos como forma de ayudar al cuerpo a aliviar el dolor. Pitágoras, el filósofo y físico griego, estaba muy interesado en la curación y consideraba que el pneuma —que literalmente significa «aliento»— era el espíritu de las personas. En la medicina ayurvédica, un sistema desarrollado hace miles de años en la India, llaman «prana» a la fuerza que da la vida; las creencias judeocristianas lo llaman «aliento de la vida». Y en la medicina tradicional china (MTC), que es lo que yo he practicado durante veinte años, la fuerza vital que juega un papel esencial manteniendo y restaurando la salud se llama «qi». Por tanto, hubo un tiempo en que espiritualidad, filosofía y ciencia estuvieron conectadas y conformaron una parte esencial de nuestra historia, pero desde entonces nos hemos desviado considerablemente de esa noción. Muchas veces me pregunto si algún día miraremos atrás pensando en la medicina energética y negaremos con la cabeza incrédulos, igual que lo hacemos cuando escuchamos la historia de Semmelweis, y nos preguntaremos cómo es posible que alguien se haya resistido a un enfoque que nos ofrece tantos beneficios solo porque no encajaba en el sistema médico que imperaba en el momento.

Y, sin embargo, debo admitir algo: yo también tardé lo mío en convencerme de esta teoría. Mi carrera comenzó cuando empecé a dejarme guiar por un instinto que me empujaba a ayudar a los demás; fue tan amplio e ingenuo como eso. Pero a medida que mi trabajo iba cogiendo forma —después de estudiar un posgrado de medicina asiática, estuve haciendo prácticas de acupuntura en un hospital para enfermos terminales antes de montar mi propia consulta en Nueva York— me fui dando cuenta de lo profundamente compleja que era la naturaleza de la curación.

Para empezar, cuando practicaba la acupuntura, recibí con absoluta modestia y el mayor de los intereses la forma que tenían mis pacientes de mejorar gracias a mis cuidados. Aquello reafirmó la fe que yo tenía en esta práctica tan antigua —que consiste en utilizar agujas finas para alterar las corrientes energéticas del cuerpo— y en sus efectivos resultados. Sin embargo, también empecé a hacerme sorprendentes preguntas. Básicamente: ¿por qué sería tan efectiva aquella manipulación de la energía? ¿Sería porque yo actuaba como placebo? ¿O sería que yo era una especie de conducto, tal como me había sentido a veces, de la energía que emanaba de mí mientras trabajaba?

La filosofía china sugiere que una energía vital —lo que ellos llaman qi— rodea y circula por nuestro cuerpo como complemento de la vida. Contiene la inteligencia innata del cuerpo, la forma intangible aunque mensurable que tenemos de conservar lo que se conoce como homeostasis, o la habilidad del cuerpo para regular su entorno interior con el objetivo de crear una buena salud. Pero también se entiende que el qi forma parte de un esquema mayor, un gran campo de energía a través del cual todos estamos conectados.

A medida que iba adquiriendo experiencia en mi trabajo, empecé a tener la sensación de que había algo que yo no podía ver que estaba influyendo en lo que ocurría; quizá no fuera algo muy distinto al golpe de intuición que el doctor Semmelweis tuvo en su clínica. Empecé a sospechar que las agujas y las plantas (que yo recetaba como complemento a la acupuntura) solo suponían una parte de lo que fuera que estaba ayudando a mis pacientes. Y cada vez tenía una sensación más potente cuando trabajaba. Físicamente sentía como si alguien me estuviera vertiendo tónica por la espalda; mentalmente, percibía un instinto muy agudo de estar absorbiendo energía del exterior para canalizársela a mis pacientes.

Aquello me dejó fascinada, pero también sentí miedo, ansiedad, recelé de su validez. Yo era consciente —y me sentía cohibida por ello— de que el campo de la medicina energética estaba —por decirlo sin rodeos— plagado de charlatanes. Mientras que los profesionales de la MTC (medicina tradicional china) como yo estamos licenciados y nos regimos por unos estándares específicos tanto médicos como éticos, muchas otras clases de prácticas energéticas no se rigen por ningún patrón preestablecido, cosa que las convierte en un campo muy precario, pues está lleno de practicantes capaces de sostener una piedra en la mano y pedirle a sus clientes que tengan fe en lo que hacen. Y lo último que quería hacer yo era dar falsas esperanzas, ni a mis pacientes ni a mí misma. No me gusta prometer cosas que no sé si podré cumplir ni dejar de cumplir lo prometido. (También debo decir que mi política siempre ha sido la de recomendar, y en algunos casos demandar, que mis pacientes se traten con los médicos adecuados en combinación con mis tratamientos.) Pero también sentía el fuerte impulso de seguir explorando aquel sistema médico de la antigüedad que buscaba la forma de unificar el plano físico y el energético y comprenderlo dentro de los mundos de la ciencia, la espiritualidad y la filosofía de hoy día.

A mí me gusta registrar metódicamente todos mis progresos, y no pensaba aceptar sin más que una combinación enigmática de agujas y campos energéticos invisibles iba a ayudar a mis pacientes. Quería saber por qué. Y también tenía muchas ganas de entenderlo yo. Así que me puse en contacto con distintos especialistas expertos y dinámicos —sanadores, académicos, médicos, científicos e investigadores del innovador campo de la medicina energética— y descubrí que todos partían de una serie de teorías sorprendente y tranquilizadoramente similares e interconectadas.

Este libro se debate entre la ciencia y el misticismo y para mí ha sido un proyecto muy personal y, al mismo tiempo, una necesidad profesional. Para mí es tan importante poder analizar lo que pueda experimentar como sanadora como medir los cambios que surjan de las intervenciones energéticas, y validar los resultados con investigaciones basadas en pruebas.

Y por eso, estos últimos años, he estudiado el trabajo de investigación del antiguo decano de ingeniería de la Universidad de Princeton Robert Jahn, cofundador del PEAR, el Princeton Engineering Anomalies Research (Laboratorio de Investigación de Anomalías Técnicas de Princeton), que desarrolló su propio plan experimental para investigar la conciencia colectiva y los efectos que tiene sobre nosotros. Recibí consejo sobre espiritualidad y curación de Neale Donald Walsch, autor de la serie de superventas *Conversaciones con Dios*. En Japón visité al sanador Hiroyuki Abe, que aplica energía a los puntos de acupuntura y lo hace sin utilizar agujas. Le pedí a un experto en psicofisiología que evaluara lo que ocurría en mi cuerpo cuando yo estaba trabajando con un paciente, publiqué la investigación en el *Journal of Alternative and Complementary Medicine*, y hablé con un médico inglés que tiene un enfoque muy interesante sobre cómo funcionan los meridianos de acupuntura. También me entrevisté con William Bengston, doctorado y autor de *La Curación Energética: el misterio de la sanación con las manos*, que es sanador y científico. El doctor Bengston formó a un grupo de colegas escépticos y les enseñó a practicar la sanación con las manos con unos ratones de laboratorio a los que les habían provocado cáncer de mama con ayuda de inyecciones. ¿El resultado? El doctor Bengston y su equipo curaron a los ratones una y otra vez, en todos los experimentos.

Este libro es un resumen de todo lo que he aprendido sobre las formas más fiables e impresionantes de emplear la medicina energética y de qué forma podemos aprovechar esta fuerza tan poderosa. Espero que los lectores terminen esta lectura no solo habiendo comprendido lo que es la energía sanadora, sino con confianza en ella, y que se sientan motivados para explorar sus propias necesidades de una forma más informada. Y, como creo que todo el mundo tiene la habilidad innata de acceder a la energía sanadora que llevan dentro y que está en el mundo que los rodea, he incluido ejercicios en todo el libro que ayudarán a los lectores a trabajar sus propias capacidades.

A pesar de que la medicina china siempre será la base de mis cimientos y mi foco, mi forma de trabajar ahora es muy distinta a como era cuando comencé mi carrera, es el resultado de diferentes disciplinas que se extienden por muchas culturas y creencias. Y, tal como esperaba, mis pacientes se han beneficiado de ello. Sin embargo, lo más inesperado es que esta investigación me ha hecho sentir una fe inquebrantable en que aquello que no podemos explicar, la pizca de misterio que siempre estará fuera de nuestro alcance, podría estar sintonizado con nuestras necesidades.

1

EN LAS YEMAS DE MIS DEDOS

La primera paciente de acupuntura con la que trabajé por mi cuenta fue una mujer que se había roto las dos piernas. Había ido a visitar un parque de bomberos con un grupo de mujeres y la habían animado —con muy poco acierto, como se vio después— a deslizarse por la barra. Cuando la conocí seguía caminando con ayuda de dos bastones, y ya había pasado un año del accidente.

Yo estaba empezando a cursar el tercer año de un máster en acupuntura y medicina china de cuatro años en San Diego, California, y estaba muy lejos de Inglaterra, mi país natal. Antes de tratar a aquella paciente, yo solo le había practicado acupuntura a un paciente haciendo las veces de ayudante de un estudiante de un curso superior; antes de eso había practicado con sacos llenos de arroz. Aquel era el primer día que ejercía como acupunturista y especialista en hierbas en la clínica de la escuela y, aunque tenía un supervisor, éste también estaba controlando a otros estudiantes, pues todos estábamos practicando la acupuntura en solitario por primera vez.

En la consulta, la mujer me miraba muy expectante y me entregó una serie de radiografías que le había hecho su médico. Yo las sostuve contra la luz e intenté, por lo menos, parecer segura mientras trataba de descifrar lo que estaba viendo. Justo en ese momento, mi supervisor asomó la cabeza en la consulta para comprobar cómo me iba: entró en la sala y le dio la vuelta a la radiografía que yo tenía en la mano. «Hazle el tratamiento básico», me dijo en voz baja.

Yo seguí adelante. Le pedí a la mujer que se pusiera una bata y se tumbara boca abajo en la camilla. Cuando estuvo preparada empecé a colocarle agujas en una serie de puntos de acupuntura básicos para aliviarle el dolor. La mujer permaneció en silencio absoluto y muy quieta durante toda la sesión. A decir verdad, yo no tenía ni idea de si algo de lo que estaba haciendo le estaba causando algún efecto. La sesión pareció bastante ordinaria —y decepcionante— hasta el final. Lo que ocurrió a continuación os parecerá demasiado bueno para ser cierto, pero no os impacientéis: el objetivo de esta anécdota es comprender lo fácil que resulta atribuir recuperaciones que no comprendemos a los milagros cuando, en realidad, solo son recuperaciones que no comprendemos.

Cuando le hube quitado la última aguja y le había susurrado un «gracias» para indicarle que el tratamiento había finalizado, la mujer abrió los ojos y dijo: «¡He tenido una sensación alucinante!» Se sentó en la camilla y afirmo: «Voy a intentar caminar sin los bastones». Y eso hizo. Caminó lentamente por la habitación. Yo me sentía como si estuviera en un programa de entretenimiento de la televisión, porque todo parecía muy surrealista. Hubo un momento en que me pregunté si aquello sería alguna especie de prueba o de broma que los profesores harían a los novatos.

Pero allí estaba, aquella mujer que había entrado cojeando en la consulta hacía solo una hora. Incluso se dejó los bastones apoyados en la pared. Se los llevé al aparcamiento, donde la vi subiéndose al coche. Cuando la alcancé, se limitó a asentir con la cabeza y darme las gracias; supongo que era lo que ella había esperado después de una sesión de acupuntura. Le devolví los bastones con la cabeza todavía hecha un lío y le di las gracias yo también.

«¿Qué diantre has hecho?», me preguntó el supervisor cuando volví. No tenía ni idea. Sin embargo, me quedó claro enseguida que, por muy tentador que fuera, no podía atribuirme el mérito. Para empezar, no estaba segura de que el repentino impulso de la paciente de ponerse a caminar, por muy dramático que fuera, hubiera sido tan milagroso.

Después de haber pasado un año utilizando los bastones, era de esperar que llegara el día en que se sintiera lo bastante segura como para dejar de utilizarlos. Quizá la acupuntura le hubiera aliviado la intensidad del dolor lo suficiente como para que ella sintiera que era el día adecuado para intentarlo. También existía la posibilidad de que yo hubiera hecho las veces de placebo y le hubiera ofrecido a aquella mujer la fuerza psicológica que necesitaba para volver a ponerse en pie (literalmente).

En cualquier caso, fue una experiencia clave porque me ayudó a comprender que las personas se pueden curar de formas increíbles. Y sentí, por primera vez, lo satisfactorio que es ayudar a las personas para que disfruten de una salud mejor, incluso aunque no tenga del todo claro cómo se ha producido la curación. Cuando ayudé a aliviar el sufrimiento de mi paciente no solo sentí una profunda determinación, sino una absoluta certeza; o, para expresarlo con mayor dramatismo: sentí la fuerza del destino. Ese día supe que yo estaba predestinada a desempeñar esa profesión. Aquella mujer con las dos piernas rotas y su increíble reacción al tratamiento —ya fuera como consecuencia de la acupuntura, o de un efecto placebo, o de una energía más expansiva o, tal como creo ahora mismo, alguna combinación de las tres cosas— me mostró el camino a seguir. Empecé a comprender con más matices y profundidad que la curación no es magia, sino más bien una compleja interactuación entre las circunstancias, la habilidad y el propio campo energético del cuerpo, o lo que los chinos llaman qi.

* * *

Los chinos no son los únicos que han identificado una fuerza animada que tiene un papel esencial en el mantenimiento y la recuperación de la salud. En realidad, la mayor parte de las tradiciones culturales han identificado una energía vital que gobierna procesos físicos y mentales y proporciona a los seres vivos la huella de la salud y la abundancia.

Lo que estas tradiciones de la antigüedad observaron en un plano más generalista es que la vida tiene dos aspectos: la materia y la energía.

Veían el cuerpo como materia y denominaron a la fuerza vital que lo gobernaba energía, a la que llamaron pneuma, prana o aliento.

Es evidente que los filósofos y los científicos occidentales también se esforzaron en comprender qué es aquello que nos anima. El filósofo griego Aristóteles acuñó el término *enérgeia*, que en griego significa «energía». Al mismo Aristóteles le costaba definir lo que significaba la palabra, pues la empleaba para referirse a varias ideas, una de ellas relacionada con la intención,[1] un deseo de manifestar las decisiones de la mente. En el siglo diecisiete se utilizó por primera vez la palabra «energía» en inglés para referirse a la electricidad, y en el siglo diecinueve adquirió un sentido más científico para designar la propiedad que debe transferirse a un objeto para que funcione o genere calor. En el año 1905, Albert Einstein ofreció al mundo una nueva forma de ver la relación entre la energía y la materia cuando publicó un artículo que contenía la famosa ecuación $E=mc^2$, donde E significaba energía, m se refería a la masa (que es la forma que tenemos de medir la materia) y c^2 procedía de la palabra latina *celeritas*, que significa velocidad, por la velocidad de la luz.

Los científicos ya se habían planteado que la energía podía ser una propiedad de la materia antes de aquello, pero la teoría de Einstein sugería que la materia y la energía están relacionadas y que, solo por tener masa, la materia posee una cantidad inherente de energía. En los contados casos en los que la materia se convierte del todo en energía, la ecuación de Einstein nos ayuda a calcular la cantidad de energía que se producirá.

La idea de que la materia puede transformarse en energía puede sonar esotérica, pero es un principio que nos resulta familiar. Es lo que sucede cuando quemamos madera para generar calor. Es lo que condujo al desarrollo de la bomba atómica. ¿Y la idea contraria también es cierta? ¿La materia no es más que energía condensada? El Big Bang

---

1. W. Beere, *Doing and Being: An Interpretation of Aristotle's Metaphysics Theta* (Oxford University Press, Oxford, Reino Unido, 2009), p. 160.

sugeriría que sí; en esa teoría hay una gran cantidad de energía que se convierte en materia al formarse el universo. Sin embargo, es difícil demostrarlo de forma práctica debido al elemento C^2 de la ecuación de Einstein: la velocidad de la luz al cuadrado. Crear la velocidad suficiente —y, en consecuencia, la energía suficiente— para recrear tal fenómeno se consideró una tarea imposible.

Hasta el año 2012, cuando los científicos de la Organización Europea para la Investigación Nuclear (conocida como CERN, por Conseil Européen pour la Recherche Nucléaire), el laboratorio de física de partículas situado cerca de Ginebra, consiguieron crear con éxito el bosón de Higgs, al que a veces se denomina la partícula de Dios.[2] Para conseguirlo, dos partículas que viajaban en direcciones opuestas en un anillo de 27 kilómetros de diámetro colisionaban a altísimas energías. Esta colisión tuvo lugar en el gran colisionador de hadrones del CERN —el acelerador de partículas más famoso del mundo—, que tardaron treinta años en construir, costó 6.400 millones de dólares y su extensión ocupa, literalmente, dos países (para rodearlo los científicos utilizan bicicletas, pues se extiende entre Francia y Suiza).

La creación de la partícula de Higgs fue un éxito magnífico; sin embargo, se formuló con una advertencia: el experimento había requerido de una pequeña cantidad de materia para iniciar el proceso, cosa que significaba que no se había establecido de forma concluyente que la energía pueda convertirse en materia. Hasta el año 2014, cuando un grupo de físicos del Imperial College de Londres y del Instituto Max Planck de Física Nuclear de Alemania propuso una solución elegante.[3] Demostraron matemáticamente que dos partículas de luz (conocidas como fotones) podrían colisionar para crear materia.[4]

---

2. «The Higgs boson», CERN, consultado en septiembre de 2017, https://home.cern/topics/higgs-boson.

3. O. J. Pike y otros, «A Photon–Photon Collider in a Vacuum Hohlraum», *Nature Photonics* 8 (2014): pp. 434-436.

4. *Ibidem*.

Según el sistema de creencias judeocristiana, el primer día de la creación Dios dijo: «Que se haga la luz». En este sentido, resulta que, por lo que se refiere a la transformación de la energía pura en materia, la ciencia está de acuerdo con la espiritualidad.

* * *

La versión taoísta de la historia de la creación, como se la conoce en la filosofía china, empieza con la nada, de la que emerge la dualidad. Esta dualidad —incluida en la idea del qi como «energía vital»— se compone de conceptos opuestos pero interconectados: el yin y el yang. Uno no puede existir sin el otro. Se complementan el uno al otro en el mundo conformando un todo. El frío es yin y no existiría si no se lo pudiera comparar con el calor, que es el yang. El día es el yang, la noche el yin. Sin embargo, en medicina el yin se refiere a la materia, más específicamente al cuerpo: los huesos, los órganos, los músculos, los vasos sanguíneos. El yang describe nuestra fuerza vital circulatoria o, como a mí me gusta verla, nuestra inteligencia corporal. El yin y el yang están en equilibrio. El yin se puede convertir en yang, el yang puede convertirse en yin. Cuando uno es excesivo el otro disminuye, y viceversa; la relación está en un cambio permanente. La MTC advierte que puede haber tanto influencias externas (algo que esté fuera de nosotros, como los gérmenes o una mala alimentación) como internas (que incluye las emociones, además de los gérmenes) que afectan al yin y al yang.

La medicina china también planteó —hace ya miles de años— las consecuencias que existen entre los factores externos y los internos, en forma semejante a como las investigaciones epigenéticas de hoy día que sugieren, por ejemplo, que los alimentos que consumimos[5] pueden provocarnos modificaciones negativas en el ADN. Del mismo modo,

---

5. A. El-Osta y otros, «Transient High Glucose Causes Persistent Epigenetic Changes and Altered Gene Expression During Subsequent Normoglycemia», *Journal of Experimental Medicine* 205, n.° 10 (2008): pp. 2409-2417.

las enseñanzas de la MTC sugieren que las emociones negativas o aquellas que no expresamos generadas por nuestras experiencias vitales pueden provocarnos enfermedades, pues crean estancamientos o bloqueos. Y ahí es donde entra la medicina energética: nos ayuda a restablecer el flujo de la energía, reequilibrando el yin y el yang y revitalizando el qi.

* * *

La filosofía china también plantea que nuestro campo de energía personal forma parte de un campo energético mayor conocido como tao. El tao, del que se dice que es tan infinito que desafía su definición, es el orden natural del universo y el recipiente de todas nuestras experiencias como seres humanos. El texto chino del siglo sexto, el «Hsin-Hsin Ming» (que significa «Versos sobre la mente y la fe») describe el tao como «ese vasto espacio donde no hay carencia ni exceso de nada».[6]

Suena apacible, ¿verdad? Y lo sería, pero cada sentimiento que experimentamos, cada pensamiento que albergamos, cada acción que emprendemos, provoca una onda que perturba el tao, como una piedrecita lanzada sobre la superficie de un lago en calma. Y esas ondas no solo nos afectan a nosotros, sino a todo el mundo, porque, como nos recuerda el «Hsin-Hsin Ming», no somos dos, es decir, nada es independiente, nada queda excluido.[7] En otras palabras: todos los seres están conectados.

Esta conexión a través del tao, el recipiente que compartimos —al que a veces se hace referencia como el «campo energético universal»—, también puede reflejarse en uno de los descubrimientos más extraños de la física cuántica, el principio de la no localidad. Los científicos han descubierto que, cuando las partículas subatómicas (partículas más pe-

6. Third Ch'an Patriarch Chien-chih Seng-ts'an, «Hsin-hsin Ming», Faith Mind Inscription, http://www.sacred-texts.com/bud/zen/fm/fm.htm.

7. *Ibidem.*

queñas que un átomo) se separan, se comportan como si el tiempo y el espacio no existieran y se comunican las unas con las otras instantáneamente. Si una partícula toma una «decisión», la otra la entiende inmediatamente y reacciona. Por ejemplo, cuando se ilumina con un láser cierta clase de cristal, las partículas de la luz se separan y se mezclan incluso aunque estén separadas por una gran distancia; en esas circunstancias, se ha observado que uno de los fotones emparejados gira hacia arriba mientras que su pareja gira hacia abajo. El equilibrio es sorprendentemente parecido a la relación que los chinos observaron entre el yin y el yang. Es más, esta comunicación entre partículas ocurre a una velocidad que es, por lo menos, diez mil veces la velocidad de la luz y, probablemente, espontánea. Esto desconcertó a Einstein, quien creía haber demostrado que la velocidad de la luz era la velocidad máxima a la que podía viajar cualquier elemento del universo. Einstein se refería a estos fenómenos sin darles mayor importancia diciendo que eran «acciones a distancia espontáneas»,[8] pero hoy día en el mundo cuántico es un hecho consumado que estas «acciones a distancia» son reales. Además, cuando las partículas se enredan se quedan vinculadas de forma permanente de tal forma que se comportan como si fueran una única entidad, incluso aunque estén a mucha distancia las unas de las otras.

Los físicos insisten en afirmar que, como los humanos somos seres hechos de miles de millones de átomos, es más probable que respondamos a las leyes estadísticas que a leyes cuánticas. Pero ¿y si se equivocan? ¿Y si estamos conectados de formas que todavía no comprendemos? ¿Y si estamos conectados e influidos por un campo energético muy extenso que se trata del mismo fenómeno que los antiguos chinos llamaban tao?

* * *

---

8. Clyde Hughes, «Einstein Wrong about "Spooky Action at a Distance"», Newsmax, https://www.newsmax.com/thewire/albert-einstein-spooky-action-at-a-distance/2018/05/10/id/859478/.

Yo creo que los humanos podrían estar «enredados» de esa misma forma y que todos estamos conectados a un campo energético superior. A menudo me viene esta idea a la cabeza cuando estoy tratando a un paciente. La mayor parte de la información que tengo de un paciente sale de los procedimientos de la MTC —tomarle el pulso, examinarle la lengua (existe todo un sistema de diagnóstico basado en la forma y el recubrimiento de la lengua), conocer todo el historial médico de la persona—, pero a veces lo que deduzco lo percibo de otras formas. Hace poco me encontré con un paciente que había tenido durante muchos años, un joven llamado Alex al que había estado tratando durante más de una década. Su médico le había diagnosticado una neumonía y, aunque se había tomado toda la caja de antibióticos, seguía teniendo mucha tos y estaba cansado. Estos dos síntomas bastaron para que le recomendara que volviera a la consulta del médico. Debería haber notado alguna mejoría gracias a la medicación y era evidente que seguía sin estar bien. La experiencia me ha enseñado que, a veces, puedo notar zonas de estancamiento en el campo energético de una persona desplazando las manos algunos centímetros por encima de su cuerpo en busca de puntos en los que percibo una sensación más densa, y por donde me cuesta más pasar las manos. Encontré una de esas zonas en el pulmón derecho de Alex, y detuve la mano en ese punto tratando de comprender lo que estaba sintiendo. Me di cuenta de que era una corazonada. Debí de parecer preocupada, porque Alex se dio cuenta. «Ah, se me ha olvidado decírtelo, pero ahí me duele un poco», me dijo. Me describió el malestar como un «dolor intenso». También me explicó que se estaba esforzando todo lo que podía por descansar y recuperarse, porque al día siguiente tenía que marcharse de viaje a Europa por temas de trabajo.

«No puedes irte de viaje sin que te vea primero el médico», le dije con firmeza. Hasta yo me sorprendí de la aspereza de mi tono. Había sentido temor al decirlo, pero no podía explicar el porqué, y enseguida rectifiqué con la esperanza de no parecer tan seca: «Lo que quiero decir es que es importante que le expliques a tu médico que el antibiótico no te ha curado», comenté tratando de basar mi respuesta en la lógica. «Y deberías pedirle que te examinara los pulmones; no deberías seguir experimentando dolor». Había conseguido transmitirle el consejo con argumentos médicos, es cierto, pero mi sensación de incomodidad la percibí en forma de una intensa intuición. Durante la época que pasé trabajando en un hospital conocí a un médico fabuloso con el que trabajaba de vez en cuando y que solía decir: «Si tu paciente está en coma y tú te sientes incómoda, es probable que él también se sienta incómodo». Lo que quería decir era que podemos percibir cosas de nuestros pacientes de forma intuitiva. Y esto puede ser, en parte, porque tenemos tan arraigada nuestra experiencia como practicantes que, a veces, nuestra experiencia nos parece algo secundario. Y, sin embargo, sigo pensando que hay algo más, como ocurrió con Alex. Mi temor me pareció tan desproporcionado y abrumador en ese momento que creo que no solo estaba recibiendo la información de Alex, sino también de ese campo al que estamos todos conectados.

Esa noche, la mujer de Alex me llamó desde el hospital, donde habían ingresado a Alex para tenerlo observado. Alex había acudido a la consulta del médico aquella tarde tal como yo le había pedido y había descubierto que el diagnóstico de neumonía era incorrecto. En realidad, sus síntomas eran fruto de una embolia pulmonar, un bloqueo en una de las arterias de los pulmones. Su médico le explicó que si hubiera hecho un viaje aéreo podría haber sufrido un ataque al corazón debido a la falta de sangre en los pulmones.

Entiendo que haya personas a las que esta historia pueda parecerles extraña. En realidad, incluso yo misma me pregunto a veces si estas cosas realmente suceden de la forma en que las recuerdo. Con el tiempo puedo hacer agujeros en estas historias, pequeños orificios que dejan salir el aire y las deshinchan hasta convertirlas en pensamientos más racionales. Y, sin embargo, siempre que tengo una experiencia como esta —y ocurre algo inevitable que reaviva mi percepción de los hechos extraordinarios—, me acerca un paso más a la comprensión de la red de conexiones energéticas que respalda la capacidad que tenemos para sanarnos a nosotros mismos además de los unos a los otros. Por tanto, aunque yo me dedicaba —y lo seguiré haciendo siempre— a cuestionar las experiencias que vivía y a buscar explicaciones, también había empezado a desarrollar una nueva fe en mí misma como conductora de energía sanadora, así como en el universo por ser la fuente de todo ello.

* * *

Aunque estoy firmemente convencida de que cualquiera puede desarrollar esta energía sanadora, también he descubierto que existen ciertas experiencias que hacen que algunos estemos en mayor sintonía que otros. Una de las cosas que tenemos en común las personas que estamos sintonizadas con la energía que nos rodea es que muchas hemos experimentado traumas o hemos pasado por situaciones de mucho estrés de pequeños. Y, desde luego, yo soy una de esas personas.

Mi madre era una mujer con problemas, muy infeliz. De niña sufrió malos tratos y buscó la forma de escapar de su casa cuanto antes casándose con mi padre a los veinte años; a los veintiún años ya tenía un bebé —yo— y después tuvo otro hijo, mi hermano, tres años después. A pesar de sus intentos por escapar de los malos tratos formando su propia familia, pronto descubrió que tenía que enfrentarse a nuevos problemas.

Mi padre era piloto de motos profesional y muy conocido en Inglaterra en aquella época, pues solía aparecer en televisión. Lo patrocinaba un importante fabricante de motos y no paraba de viajar para competir por toda Europa. Uno de los primeros recuerdos que conservo es del día que acompañé a mi padre en una vuelta de honor sentada con él en la moto, para celebrar que había ganado la carrera. El ruido de la moto y los entusiastas rugidos de la multitud fueron demasiado para mí, que solo tenía dos años. Recuerdo haber llorado hasta que me devolvieron con mi madre para que me tranquilizara.

Pero yo no era la única abrumada por el éxito de mi padre: mi madre, que apenas había superado la adolescencia, con dos hijos pequeños, tenía que esforzarse mucho para aguantar aquel ritmo de vida, en especial teniendo en cuenta que su marido viajaba tanto. Mi abuela paterna vivía al lado de casa; sin embargo, en lugar de ofrecerle ayuda a mi madre, siempre la estaba criticando, y sus comentarios rozaban el desprecio. Mi abuela había tenido una infancia privilegiada y no le había gustado que mi padre se hubiera casado —tal como ella lo veía— con alguien de un nivel inferior. Y a pesar de ser seguidora de la Iglesia metodista, nunca perdía la oportunidad de criticar a mi madre. Mi madre era joven y vulnerable y estaba muy agobiada, y empezó a implosionar.

Pasó una temporada peleando contra una enfermedad mental que ya amenazaba con apropiarse de su conciencia. Por aquel entonces no existía la terapia psiquiátrica ni la medicación que tenemos ahora. Si hubiera recibido la atención adecuada, estoy segura de que la habrían medicado para tratar la severa depresión y los furiosos ataques paranoides que sufría. Quizás hubiera logrado encontrar el equilibrio lo bastante rápido como para no haber tenido que pasar por la angustia y las explosiones de rabia que sufrió durante aquellos años. Pero le dieron muy malos consejos y, al final, recibió tratamiento de electrochoque. Aquello la dejaba insensible y entumecida durante meses, y terminó provocándole una pérdida de memoria permanente y la sensación de estar desconectada del mundo.

Ahora entiendo que era una mujer en condiciones psicológicas insostenibles que intentaba criar a dos niños pequeños. Pero de pequeña lo único que veía era una madre impredecible y aterradora: tan pronto era encantadora como empezaba a gritar y se ponía violenta. Me debatía entre las certezas «me va a matar» y «no me va a matar» casi a cada minuto mientras vacilaba entre el miedo y el amor. Yo tenía tres años más que mi hermano y me sentía responsable de la seguridad de ambos. Y para conseguirlo me veía obligada a interpretar los estados de ánimo de mi madre con tal precisión que sentía que nuestras vidas dependían de ello. Me convertí en una niña en hiperalerta permanente que siempre estaba analizando a los adultos que la rodeaban en busca de pistas no verbales. En particular, examinaba el rostro y el cuerpo de mi madre en busca de la tensión en su mandíbula o la ligereza de gestos que predijeran la tormenta que se estuviera preparando en su interior. Uno de los recuerdos más tempranos que conservo de mi infancia es de una tarde en la que asumí una posición fetal en el suelo, con mi hermano acurrucado en mi barriga, con las manos rodeándonos la cabeza, mientras ella nos golpeaba presa de uno de esos momentos oscuros de desarreglo emocional.

Pero yo creo que el sufrimiento que padecí de niña también me ayudó a cultivar —instintiva o conscientemente— la conciencia dinámica necesaria para la curación energética. Muchos años después, cuando trataba de aprender más sobre mi profesión, conocí a una mujer que ha impartido clases a los mejores médiums. Ella me explicó que los traumas también suelen estar conectados a las habilidades psíquicas: las personas que han crecido en entornos inestables son más propensas a haber desarrollado capacidades premonitorias, y se les da mejor captar información del campo energético.

Y pude confirmar esta teoría cuando, después del ataque terrorista al World Trade Center en el año 2001, me encontraba tratando a un grupo de agentes de inteligencia del FBI en Nueva York que lo estaban pasando muy mal; no dejaban de autocuestionarse, enfermaban literalmente pensando que habían pasado por alto alguna información clave que podría haber evitado el ataque. Lo más fascinante del tratamiento —y era algo que les ocurría a todos— era que sentían el pinchazo de las agujas de acupuntura antes de que los pinchara. Tumbados en la mesa, con los ojos cerrados o mirando al techo, todos hacían una mueca justo antes de que les clavara las agujas en los brazos, las piernas o los pies. Hay quien dirá que aquellos agentes estaban tan alerta que probablemente reaccionaran ante cualquier cosa que se les acercara. Sin embargo, en la medicina china, diríamos que habían desplazado el *qi* —o, para ser más exactos, el *wei qi* (que significa «energía defensiva»)— fuera de sus cuerpos para poder estar siempre en alerta. Estaban devastados por la tragedia que acababa de ocurrir, pero pasaban los días reuniendo datos de inteligencia en busca de alguna pista que determinara si se iba a producir otro ataque. Y como resultado estaban extrañamente receptivos a la energía que los rodeaba, hasta el punto de sentir físicamente algo antes de que ocurriera.

* * *

A pesar de mi complicada infancia, considero que recibí una educación correcta. Mis abuelos me pagaban carísimas escuelas privadas, donde intentaba pasar desapercibida y ocultar lo que estaba ocurriendo en mi casa. La necesidad que sentía de pasar desapercibida —y la vergüenza que sentía de saberme diferente— significaba que me sentía muy atraída por las formas de vida convencionales. Lo peor que podía imaginar era que alguien me viera como una niña rara. Todavía hoy día tengo que pelear contra el instinto que me dice que ser sanadora energética está demasiado alejado del reino de lo aceptable para mí, que en realidad debería estar viviendo en una casa de campo en mi Yorkshire natal con una estufa AGA y rodeada de niños y perros, sin dejar que mis percepciones extrasensoriales escaparan de los confines de la tradición.

Mi vida había sido reconducida para que siguiera una existencia tradicional, primero trabajando como corredora de bolsa y después comprometiéndome a los veinticinco años —con mi jefe, cosa que tal vez no encajara del todo con mi búsqueda de convencionalismos—, y después empecé a recaudar fondos para una fundación benéfica de algunos miembros de la familia real británica. Pero, cuando tres años después me separé de mi marido solo unas cuantas semanas después de haber dado a luz a mi hija (al final resultó que casarse con el jefe no había sido una buena idea), me encontré en una encrucijada y me dejé arrastrar por una existencia nueva y, decididamente, menos convencional.

Me trasladé con mi hija recién nacida a Key West, Florida, para trabajar para una compañía de venta por correo. En su catálogo ofrecían un montón de parafernalia para la comunidad homosexual. Yo me dedicaba a llevar el catálogo, básicamente —cosa que podía hacer en

cualquier parte—, y me llevaba el portátil (un Apple de primera generación, cosa que era más parecida a llevar a cuestas un microondas), una
sombrilla, una silla plegable y a la pequeña Emma a la playa, donde nos
sentábamos durante horas mientras yo hacía mi «trabajo».

Pero también fue en Key West donde me quedé fascinada por la
acupuntura. Fui a ver a un practicante que me recomendó una mujer en
una tienda de ultramarinos cuando me quejé de una serie de pequeños
pero irritables problemillas de salud. Me asombraron el ritual —aquellas finísimas agujas que equilibraban mi energía— y mi rápida recuperación tras la sesión. Sentí curiosidad por aprender más cosas sobre
aquella fantástica técnica, y también le pregunté al practicante si podía
asistir a alguna de sus sesiones con permiso del paciente.

Había llegado a Key West a principios de la década de 1990 y era
una madre primeriza y soltera desorientada, justo cuando también lle-
gaban a la isla tantos jóvenes homosexuales, exiliándose de familias y
comunidades donde los habían repudiado por haber contraído el sida.
Ellos fueron algunas de las personas más increíbles que he conocido en
mi vida, brillantes, cálidos y prometedores, también costaba mucho
comprender que ellos tendrían que dejar la tierra más pronto de lo que
deberían. Muchos de ellos acudían al acupunturista con el que yo estaba aprendiendo, y yo observaba mientras él los trataba. Era un practicante excelente y un gran defensor de la comunidad homosexual. Yo
le observaba cuidar de aquellos hombres, cómo los animaba a medida
que ellos estaban cada vez más delgados y pálidos; veía el alivio que se
reflejaba en sus rostros cuando él conseguía quitarles el dolor y ofre-
cerles un poco más de tiempo en unos cuerpos que no los traicionaban
del todo. También vi una posibilidad para mí. Sentí una especie de
llamada en la lejanía; yo quería proporcionar a la gente esa misma
clase de alivio y apoyo: eso lo tenía claro. También supe que quería
aprender medicina oriental en combinación con la medicina occidental. Quería formar parte de una comunidad médica que se mostraba
rigurosa y respetuosa con ambos mundos. Y solicité una plaza en el
Pacific College of Oriental Medicine en San Diego, California —una

de las mejores escuelas de Estados Unidos para estudiar medicina asiática—, y me aceptaron en su programa de maestría universitaria en ciencias.

No estaba muy segura de lo que esperaba encontrarme allí, pero la medicina oriental me pareció un tema completamente absorbente. Los practicantes de acupuntura son profesionales licenciados en la mayoría de estados estadounidenses, por lo que están sometidos a las mismas regulaciones que afectan a la comunidad médica general, cosa que significa que deben cursar muchas de las mismas materias que cualquier otro estudiante de medicina, entre los que se cuentan clases de anatomía (con disección de cadáveres), química, biofísica, fisiopatología, farmacología y métodos de investigación. Estas clases se intercalan con cursos de filosofía china y el estudio de su impacto en el diagnóstico y los tratamientos. Mientras me sumergía en las clases de herboristería y de localización de puntos de acupuntura, al mismo tiempo que aprendía biología y física, tuve una revelación: la dicotomía, el conflicto que se expresaba en mis estudios, era la misma con la que tantos años llevaban peleándose los científicos, es decir, la relación entre materia y energía.

La medicina occidental está anclada en los estudios de sir Isaac Newton, el físico del siglo diecisiete a quien se considera el padre de la ciencia moderna. Newton veía el universo como un enorme sistema mecánico donde el espacio y el tiempo son absolutos.[9] Y es sobre la base de esta teoría que se les enseña a los médicos a pensar en el cuerpo como una máquina controlada por el cerebro a través del sistema nervioso y conformada por otros sistemas con diversas funciones que, por tanto, pueden fallar. Sin embargo, el pensamiento oriental siempre ha contemplado la idea de que nuestra esencia es energética; que, en realidad, somos energía condensada.

---

9. Sir Isaac Newton, *Principia: The Mathematical Principles of Natural Philosophy* (Geo. P. Putnam, Nueva York, 1850), https://books.google.com/books/about/Newton_s_Principia.html?id=N-hH AQAAMAAJ&printsec=frontcover&source=kp_read_button#v=onepage&q&f=true.

* * *

Cuando cursaba el cuarto año de estudios en la escuela de acupuntura, se me consideró lo bastante capacitada como para trabajar en un hospital con supervisión. Me mandaron a trabajar a un centro para enfermos terminales y me pareció que era el sitio perfecto para poner en práctica mis capacidades intuitivas y sanadoras; también me ayudó a comprender la profunda naturaleza del trabajo con energía y el papel que yo podía desempeñar en él.

Allí trataba a personas de diversas edades y aquejadas de todo tipo de enfermedades; lo único que tenían en común —aparte de la valentía singular que cada uno de ellos demostraba cuando tomaba la decisión de dejarse ir— era que en algún momento u otro tendrían que hacerlo. Pronto me di cuenta de que para ser una buena practicante tenía que olvidarme de mi ego y abandonar la idea de curar a aquellos pacientes.

Algunos meses después de empezar me pidieron que tratara a un hombre irlandés de cuarenta y pocos años —solo tenía unos diez años más que yo— que se estaba muriendo de cáncer y sufría mucho dolor. Sentí una simpatía especial por él porque también era un expatriado, vivía lejos de su hogar y sin familia. Me acerqué a él enseguida y empecé a masajearle los pies y las piernas. Solo pareció aliviarle un poco. Repasé las opciones que me pasaban por la cabeza y sentí lo que me pareció que fue un destello de inspiración: probaría una técnica de masaje china que había aprendido hacía poco llamada Pok, para la que necesitaba poner a aquel hombre boca abajo, ahuecar la mano y golpearle la espalda para conseguir que expulsara la flema de los pulmones. Tosió un poco. Volví a tumbarlo boca arriba. Él no me dijo nada; le masajeé un poco las sienes.

«¿Puedo hacer algo más por ti?», le pregunté.

Él asintió con educación.

«Sí —contestó—, para, por favor.»

Retiré mis manos de su cabeza.

Él sonrió y dijo: «¿Te gustaría escucharme?», e hizo un gesto con la cabeza en dirección a una silla que había a su lado. Me senté. Me cogió de la mano y empezó a hablarme de su pequeño pueblo natal, en Irlanda. Describió la granja en la que creció, lo duro que había trabajado su padre, los diferentes caracteres de sus muchos hermanos y hermanas y el caminito que cruzaba hasta llegar a la escuela. Mientras me contaba aquellas historias cada vez se le veía más animado y alegre, tanto física como espiritualmente, y yo me alegraba de verlo tan lleno de vida. Cuando me despedí de él aquella tarde supuse que tendría que morir en aquel hospital para enfermos terminales. Sin embargo, durante los días siguientes siguió parloteando y, a pesar de seguir estando muy enfermo, sus médicos consideraron que estaba lo bastante bien como para viajar. Pudo volver a Irlanda, donde murió en casa de sus padres.

Al mirar atrás, me doy cuenta de que, antes de que él me pidiera con tanta educación que parara, yo había tratado a aquel hombre irlandés como si fuera una muñeca de trapo, girándolo hacia un lado y a otro, esforzándome por aliviarle el dolor, pero también con la esperanza de conseguir resultados admirables. Si me hubiera desprendido de mi ego me habría dado cuenta de que mis remedios no eran necesarios. Y él lo sabía, pero era tan buena persona que me dejó hacer. Fue entonces cuando me di cuenta de que si me concentraba en arreglar los problemas de las personas, o en mejorárselos, mi trabajo se convertiría en una experiencia frustrante y abrumadora. Pero si conseguía discernir cómo podía ser de utilidad para mis pacientes realmente, cómo podía satisfacer sus deseos y conseguir que sus últimos días de vida fueran lo más apacibles posible, se convertiría en un trabajo muy significativo.

El inevitable desenlace de aquellos pacientes, a pesar de ser triste, también me enseñó muchas cosas sobre la energía dinámica de la muerte. Solemos pensar en ese pasaje como el final, incluso —y según los términos médicos— como un fallo (fallo cardíaco, fallo hepático, fallo renal), pero durante mi experiencia laboral en aquel hospital para enfermos terminales empecé a verlo como una transformación. Según el taoismo, el proceso de la muerte se describe como *shijie* o «liberación del cadáver». De la misma forma, la primera ley de la termodinámica, como explicaría un físico, dice que la energía total de un sistema aislado es constante; la energía puede transformarse de una forma en otra, pero no puede crearse ni destruirse. Y yo he descubierto que esto también puede aplicarse a la energía personal: en el momento de la muerte la energía deja el cuerpo, pero no desaparece; se asimila de nuevo en el gran campo energético donde existimos todos.

La medicina china entiende la energía de una persona que está muriendo como algo dinámico porque el yin (sustancia y forma, como el cuerpo) y el yang (la parte energética de un individuo) se están separando. El yin y el yang están en continua relación a lo largo de nuestra vida, creando equilibrio y desequilibrio. Cuando morimos, sin embargo, cuando el yin llega a su fin, el yang se vuelve caótico y deja de tener un punto de conexión, cosa que provoca un campo energético extremadamente activo. Durante el tiempo que trabajé en el hospital para enfermos terminales, descubrí que la acupuntura, que puede afectar de forma positiva el campo energético de una persona, ayudaba a poner un poco de orden en ese caos; y aliviaba a mis pacientes, aunque fuera de forma temporal, del sufrimiento que padecían antes de morir.

A medida que adquiría experiencia y confianza ayudando a las personas a navegar este intenso desacople del yin y el yang, descubrí que si les colocaba las manos a unos siete centímetros de la coronilla podía sentir su energía en la palma de la mano. Era como una palpitación, casi un tamborileo, y a partir de aquella información empecé a componer mi propia interpretación de la anatomía energética; es decir, la comprensión de cómo fluye la energía por el cuerpo. Me basé en mi propia experiencia, además de seleccionar cosas de diferentes culturas y filosofías. En la escuela de acupuntura estudié los canales de energía (a los que a veces nos referimos como meridianos), una especie de autopista que recorre el cuerpo y donde se encuentran los puntos de acupuntura. Pero en el hospital para enfermos terminales, cuando percibía la energía de los pacientes en diferentes zonas de su cuerpo, fusioné los principios de la MTC con la noción de los chacras. Los chacras son un concepto presente en diferentes filosofías orientales; se dice que son los centros energéticos psíquicos del cuerpo sutil o del cuerpo energético. En sánscrito, el término significa «rueda» y cada uno de ellos se localiza en una zona del cuerpo en la que se encuentran grupos de nervios y órganos fundamentales. Empecé a creer que los chacras son los puntos por los que la energía entra y sale del cuerpo, mientras que el sistema de canales explica la forma en que la energía se desplaza por el cuerpo. Por eso, cuando colocaba la palma de la mano en lo alto de la cabeza de una persona moribunda y notaba esos golpecitos contra la palma, me daba cuenta de que era su energía saliendo por el chacra de la coronilla. Con el tiempo empecé a tener la práctica suficiente como para poder saber la cercanía de la muerte basándome en la intensidad con la que su energía me golpeaba la mano.

* * *

Irónicamente, mientras trabajaba en un hospital para enfermos terminales ayudando a los pacientes a pasar por esa experiencia, la vida de mi madre estaba llegando a su fin después de una batalla de cuatro años contra el cáncer de mama. Cuando mi padre me llamó y me dijo que creía que mi madre estaba a punto de morir, cogí un avión rumbo a Escocia, que era donde vivían mis padres. Entré en el dormitorio con mi hija de ocho años de la mano y me di cuenta de que mi madre ya había superado la fase más complicada: se estaba rindiendo a la muerte. Yo había pasado la mayor parte de mi vida adulta tratando de animar a mi madre después de la complicada etapa que habíamos pasado juntas durante mi infancia. La había llevado a ver médicos y psiquiatras y a talleres de autoestima y, por supuesto, también la había tratado con acupuntura. Y aunque se estabilizó un poco, nunca fue una persona a la que pudiera describir como alguien feliz. Aun así, habíamos conseguido forjar una relación sólida. Yo había madurado lo suficiente como para dejar atrás los resentimientos y los rencores de la infancia; sabía que ella había hecho lo que había podido, dadas las circunstancias. Era consciente de lo duros que habían sido los sacrificios de la maternidad para ella en particular: había cargado con los problemas habituales además de su propia lucha interior, de intentar controlar su mente. Y ahora que estaba con ella al final de su vida, también pude utilizar los conocimientos que había adquirido en el hospital para guiarla. Me senté a su lado. «Ya estoy aquí, mamá», susurré. Me estrechó la mano. Llevaba varios días debatiéndose entre la conciencia y la inconsciencia; creo que estaba esperando a que yo llegara. Pusimos la música de guitarra clásica que tanto le gustaba, abrimos la ventana y dejamos entrar el sol y un poco de aire fresco (cosa que no es fácil de conseguir en Escocia, donde es muy raro que haga buen tiempo), y le hice un tratamiento de acupuntura suave para aliviarle la incomodidad. Después de ver tantas muertes en el hospital para enfermos terminales —y la resistencia instintiva y la lucha que acompañan a este proceso— fui capaz de reconocer la elegancia con la que mi madre estaba aceptando su fin. De una forma un poco extraña, fue un placer ver la calma que estaba experimentando aquella mujer tan inestable. No me había dado cuenta de cómo el empeño por ofrecer a mi madre la paz que encontró en su lecho de muerte se había convertido en el motor de mi vida adulta hasta que una amiga mía me dijo: «Me parece muy interesante que después de la infancia tan aterradora que has pasado te ganes la vida intentando sanar a los demás y tratando de hacerlos sentir seguros».

* * *

En el año 1999 inauguré mi propia consulta de acupuntura en la ciudad de Nueva York. Tenía 35 años, era una madre entregada de una niña de nueve años y acababa de iniciar una relación con otro acupunturista llamado Noah, quien, con el tiempo, se convertiría en mi marido. Mi consulta era un espacio alquilado en un edificio de despachos que estaba cerca de Union Square. Pero mi pequeño negocio funcionó muy bien desde el principio. A los dos años de empezar ya había ampliado el gabinete a cuatro consultas y recibía a más de cien pacientes a la semana gracias, básicamente, al boca a boca. La demanda era tan alta que tuve que empezar a poner a los pacientes en lista de espera.

Uno de mis primeros clientes, un hombre llamado Andrew, era un ejecutivo financiero con mucho éxito en el mercado de acciones; venía en helicóptero cada semana para tratarse el dolor de espalda. Cuando ya llevaba un año tratándole, Andrew llegó a su visita más serio de lo habitual. Cuando nos sentamos a hablar como hacíamos antes de cada sesión me dijo que le habían diagnosticado cáncer de próstata. Pero era un hombre muy optimista y estaba decidido a recuperar la salud. Hubo un momento de la conversación en que me dijo: «Creo que juntos podemos darle la vuelta a esto».

Yo estaba aterrorizada. Desde que había empezado a recibir pacientes en mi consulta había experimentado, en ocasiones, con la práctica de canalizar energía a través de mis manos y las agujas de acupuntura cuando me había parecido oportuno. Todavía no podía generar esa energía cada vez que yo quería, pero a veces, cuando sentía que podía utilizarla, la dejaba fluir. De vez en cuando, los pacientes incluso comentaban que notaban algo diferente cuando lo hacía. Algunos decían que se sentían como recargados, otros notaban calor o un cosquilleo, y en más de una ocasión los pacientes calificaban mis manos de magnéticas. Pero nunca me había enfrentado a una enfermedad tan grave, como acupunturista. Es más, jamás le he recomendado a ningún paciente que se trate solo con acupuntura o con alguna otra medicina energética sin consultar con un médico; soy una firme creyente en los tratamientos integrales.

Pero Andrew estaba dispuesto a hacerlo. Había llegado a un acuerdo con sus médicos (no era un hombre que afrontara las situaciones sin estar completamente preparado, se había tratado en Johns Hopkins y después había pedido una segunda opinión en Sloan Kettering): Andrew podía tomarse tres meses: su cáncer estaba en un estadio en el que los médicos pensaban que progresaría despacio y solo tenía que irse controlando durante ese tiempo. Teníamos que trabajar juntos para ver si podíamos reducir los resultados que le habían salido en la escala de

Gleason (la escala que los médicos utilizan para especificar la severidad de un cáncer de próstata), que era de 6,7. A pesar de que el resultado de la Gleason era bastante alto, su PSA (antígeno prostático específico) era bajo, cosa que no era habitual. Evidentemente, Andrew quería superar el cáncer, pero también estaba decidido a no pasar por la operación que se aconseja en casos de cáncer de próstata más avanzados, que conlleva riesgo de impotencia, entre otras consecuencias.

Así que diseñamos un régimen de colaboración. Yo le hacía tratamientos semanales de acupuntura y le encargaba a acupunturistas con más experiencia de la que yo tenía por aquel entonces la preparación de sus medicamentos a base de hierbas. Siempre que podía, utilizaba la energía curativa en nuestras sesiones. Pasé por una transición desconcertante; me debatía entre el agradecimiento y la confusión. «¿Qué estoy haciendo?», me preguntaba más de una vez. Había trabajado con pacientes de cáncer en el hospital para enfermos terminales, pero aquellas personas estaban condenadas a la muerte sin remedio. En aquel caso me habían pedido que ayudara a otra persona a invertir el curso de su enfermedad. Me lo tomé como una responsabilidad muy seria, cosa que hacía imposible no experimentar una saludable dosis de duda. Pero Andrew tenía casi más fe en mí de la que tenía yo. Hablamos sobre la importancia de adoptar un enfoque holístico al intentar hacer una transformación de la salud de esta clase. Le aconsejé que repasara los posibles traumas o conflictos que pudiera tener con el objetivo de sacar a la luz posibles conflictos emocionales sin resolver; la falta de flujo puede dificultar la posibilidad de superar un problema de salud. Como estaba más comprometido que nunca, Andrew se puso en contacto con algunos miembros de su familia a los que había estado evitando en lugar de enfrentarse a las dificultades emocionales. Buscó el apoyo de la comunidad católica de su zona y reconectó con la idea de que en el mundo existía una fuerza misteriosa superior. Se concentró en su dieta y empezó a hacer deporte de forma regular. Todo lo que le aconsejé a Andrew —la acupuntura, el trabajo energético, la curación emocional, conectar con su espíritu, un estilo de vida saludable— estaba diseñado para aumentar sus posibilidades de recuperación, siempre basándome en lo que sabía sobre la inteligencia innata del cuerpo y el deseo de curarse energéticamente.

También notaba que la energía me recorría con más fuerza que nunca. Tiempo después descubrí que esto me ocurre cuando estoy tratando a alguien que me necesita mucho. No sé si eso significa que la energía se vuelve más poderosa o que la persona está más abierta a ella, quizá sea un poco de cada. En cualquier caso, la energía se expresaba en mí provocándome una sensación física diferente: notaba un estiramiento en la espalda y una especie de cosquilleo por todo el cuerpo. Era refrescante, como si una oleada de agua tonificante me recorriera la columna vertebral.

Cuando pasaron los tres meses, Andrew fue de nuevo a ver a su médico, que le hizo otra biopsia. Para nuestro asombro y alivio, la prueba demostró que el cáncer había desaparecido. Cuando intentó explicarles a los médicos que creía que la acupuntura, además de las desagradables hierbas chinas que había tomado siguiendo mis prescripciones, lo habían ayudado a cambiar las cosas, ellos ignoraron sus explicaciones y prefirieron explicarlo aduciendo que él había sido uno de los pacientes afortunados que habían experimentado una «curación espontánea». En cualquier caso, quince años después, Andrew sigue estando sano; el cáncer no ha vuelto a aparecer.

Aquella experiencia cambió muchas cosas para mí. Para empezar, me dio más seguridad en mis instintos y mis procedimientos. Era imposible desmadejar los entresijos de nuestra colaboración —la curación energética, la acupuntura, su compromiso, la exploración psicológica, el apoyo que recibió de su comunidad— para averiguar qué era lo que había tenido mayor efecto en él, pero me sentí reconfortada de saber que nuestros esfuerzos concentrados habían valido la pena. Sin embargo, lo más importante es que me ayudó a comprender que la energía y el trabajo son muy superiores a mí. En el hospital para enfermos terminales había aprendido a dejar mis necesidades en segundo plano para poder encontrar la forma de ayudar a un paciente, pero no me había dado cuenta del todo de que el poder curativo que ofrecía no procedía exactamente de mí. Trabajando con Andrew me di cuenta de que la energía que yo utilizaba para curar procedía de fuera de mí. Y cada vez tenía más capacidad para reunirla. Y a medida que iba utilizando la energía en mi consulta empecé a darme cuenta de que, a pesar de que la intensidad y la duración de la energía estaban basadas en la necesidad de los pacientes, siempre procedía de la misma fuente: el universo.

SÉ TU PROPIO SANADOR

Experimentar la energía

Comprender que tu cuerpo es materia es sencillo. Es tan sencillo como mirarte las manos, pero experimentar la energía que estimula el cuerpo requiere más sutileza. Puedes practicar para percibir tu campo energético haciendo el siguiente ejercicio. Experimentar tu propio campo energético es el primer paso para conectar con el de otras personas y utilizar esa conexión para ayudarlos.

- Siéntate y ponte cómodo, con la espalda recta. Pasa algunos minutos respirando profundamente con el abdomen hasta relajar la mente.
- Coloca las manos frente a ti con las palmas mirándose entre sí. Relaja las manos de forma que los dedos estén ligeramente curvados.
- Acerca las manos muy despacio hasta que estén a unos 60 centímetros la una de la otra.
- Dibuja pequeños círculos con las manos con las palmas mirándose. Siente las variaciones en las sensaciones.
- Después separa las manos, con las palmas siempre mirándose, y acércalas y sepáralas la una de la otra.
- Repite este proceso varias veces juntando y separando las manos lentamente.

- Mientras lo haces presta mucha atención a las palmas de tus manos. Quizás algunos notéis cierta presión entre ellas, algo parecido a dos imanes cuando se repelen. Quizá también sientas calor o algún hormigueo o palpitaciones.
- Repite este ejercicio durante cinco minutos cada día. Cuando termines el ejercicio anota lo que has experimentado y cualquier sensación o pensamiento que hayas advertido.

No te preocupes si sientes alguna cosa distinta a las que he descrito anteriormente. Las personas experimentan la energía de formas diferentes. Y no te agobies si no sientes nada. Estoy convencida de que si sigues leyendo y practicando los ejercicios que encontrarás en el libro notarás cómo se intensifica la energía cuando lo termines.

2

LA CIENCIA DE LA CONEXIÓN

Hay una cosa en la que estamos de acuerdo —tanto la medicina oriental como la occidental—: los campos existen. Un campo, en este contexto, es una región invisible que conecta puntos en el espacio. De un mismo objeto emanan diferentes campos. Y, como te diría cualquier físico, estos campos se extienden por el espacio de forma infinita. La primera persona que sugirió la noción de campo fue Isaac Newton. Se cuenta que comprendió la idea de gravedad cuando vio caer una manzana de un árbol y se cuestionó la fuerza que lo hacía posible. En 1687, Newton publicó *Philosophia Naturalis Principia Mathematica*,[10] un ensayo en el que exponía el concepto de la existencia de un campo gravitatorio para explicar el campo de influencia que un objeto con masa extiende por el espacio que lo rodea, produciendo una fuerza de atracción en otro objeto o cuerpo.

Después de Newton, nuestra comprensión de los campos siguió evolucionando, y quizá la mayor revelación llegó cuando supimos cómo interactúan la electricidad y el magnetismo, formando lo que ahora llamamos campo electromagnético. Sin embargo, este importante descubrimiento requería un cambio radical en la forma de pensar y, como ocurre con todos los cambios radicales de pensamiento, necesitaba

---

10. Sir Isaac Newton, *Principios Matemáticos de la Filosofía Natural*, Alianza Editorial, Madrid, 1987.

tiempo. De ese modo, nuestra comprensión de los campos electromagnéticos evolucionó gracias a una serie de investigaciones científicas que abarcaron la vida de tres hombres.

Michael Faraday, nacido en Inglaterra en 1791, era hijo de un herrero y no estudió mucho, pero se convirtió, en contra de todo pronóstico, en un científico respetado muy influyente. Descubrió el benceno e inventó una primera versión del quemador Bunsen, pero su mayor contribución a la ciencia fue establecer la noción del electromagnetismo. Mientras que la física clásica o newtoniana se basaba en una serie de leyes que describían el movimiento bajo la influencia de la fuerza, el concepto de Faraday era que las «líneas de flujo» —o las líneas de fuerza magnéticas— emanaban de los cuerpos cargados y los imanes, creando campos electromagnéticos. A partir de entonces empezamos a ver que un campo no era solo una forma de calcular la fuerza que se ejercía sobre otro objeto, sino también como una área a través de la cual se puede transmitir la energía de una forma más general. Faraday también fue el primero en proponer que los campos se extienden de forma infinita. (A propósito, la jaula de Faraday, un recipiente que se utilizaba para bloquear campos electromagnéticos, inventado por Faraday en 1836, todavía se utiliza mucho en experimentos que se realizan hoy día.)

De la misma forma que el médico Ignaz Semmelweis, el pionero de la antisepsia en los hospitales, Faraday fue ridiculizado por sus coetáneos; no solo sus Leyes sobre la Inducción Electromagnética implican fuerzas ocultas, además alteraron la actual forma de ver el universo dictaminada por Newton. Faraday estaba alterando el foco de la teoría de campo derivada de la macroperspectiva de Newton poniendo el foco en la mecánica, y llevándola a una microperspectiva, que examinaba la transferencia de la energía a un nivel microscópico.

* * *

Aunque Faraday no viviría para verlo, la comunidad científica terminó por aceptar su propuesta.

En 1865, un matemático escocés llamado James Clerk Maxwell se propuso expresar la teoría de Faraday en términos matemáticos. Faraday era un científico brillante, pero no era un matemático muy ágil; en realidad, ninguno de sus experimentos estaba formulado con fórmulas matemáticas muy avanzadas. Y Maxwell formuló una serie de ecuaciones que demostraban que los campos eléctricos y magnéticos se generan por cargas y corrientes y los cambios que se producen en ellas cuando interactúan. Uno de los componentes más críticos del trabajo de Maxwell fue la sugerencia de que las ondas electromagnéticas de un campo se desplazan a la velocidad de la luz. Según la teoría de Maxwell, incluso la luz era una onda electromagnética. Su trabajo no solo legitimaba la investigación de Faraday; además, ayudó a trasladarla al futuro. Incluso hoy día, las ecuaciones de Maxwell son aceptadas como base de todas las teorías modernas de los fenómenos electromagnéticos.

Un poco más de dos décadas después, un físico alemán llamado Heinrich Hertz demostró de forma concluyente la existencia de los campos electromagnéticos, convirtiendo las «líneas de flujo» de Faraday en un fenómeno confirmado. Para ello, Hertz diseñó una serie de experimentos[11] empleando un oscilador para conducir una corriente eléctrica hasta un receptor circular colocado a varios metros de distancia que demostraba que una carga eléctrica en movimiento irradia ondas electromagnéticas. Hertz también midió las ondas de Maxwell, demostrando que su velocidad era igual a la velocidad de la luz. Las ondas electromagnéticas se miden por su longitud de onda, la energía y la frecuencia. La frecuencia se refiere al número de veces que una onda oscila en un periodo de tiempo en particular. Hoy día medimos la frecuencia de las corrientes eléctricas alternas, el sonido y las ondas electromagnéticas con una unidad llamada hercio (Hz) en honor del revolucionario trabajo de Heinrich Hertz.

---

11. J. Z. Buchwald, *The Creation of Scientific Effects: Heinrich Hertz and Electric Waves* (University of Chicago Press, Chicago, 1994); I. Adawi, «Centennial of Hertz' Radio Waves», *American Journal of Physics* 57 (1989): pp. 125–127.

Juntos estos tres hombres —Faraday, Maxwell y Hertz— abrieron la puerta a revolucionarias áreas nuevas de conocimiento científico. Primero llegó el telégrafo inalámbrico, que se utilizaba para transmitir código Morse, y después llegaron los rayos X, la radio, la televisión, el radar y el teléfono móvil, que hoy día está por todas partes.

Cuando Herz estableció que tanto Faraday como Maxwell habían estado acertados al afirmar que los campos electromagnéticos existen, los científicos aceptaron la idea de que el universo se extiende más allá del mundo que percibimos con los sentidos. Y eso allanó el camino para los grandes descubrimientos del siglo xx, incluyendo la teoría de la relatividad de Einstein —que, básicamente, propone que el espacio y el tiempo no son entidades independientes— y el modelo estándar de física de partículas. También cambió la forma en que los científicos piensan en el mundo físico, cosa que dio pie a la aparición de la física cuántica.

La física cuántica estudia las formas en que la materia y la energía se comportan en la escala de átomos y partículas y ondas subatómicas. Max Planck, un pionero en ese mundo emergente, ganó el Premio Nobel de Física en 1918 por haber formulado la teoría que afirmaba que la energía electromagnética se absorbe o se emite en paquetes discretos, también conocidos como cuantos. Considerado el padre de la física cuántica, Planck a veces habla de sus descubrimientos de formas que resultan algo místicas. «Siendo un hombre que ha dedicado toda su vida a la ciencia más lúcida, al estudio de la materia, puedo afirmar una cosa después de haber estudiado los átomos: ¡la materia no existe como tal!», dijo al público de una conferencia que ofreció en Florencia, Italia, en 1944. «Toda materia se crea y existe solo por virtud de una fuerza que hace vibrar las partículas de un átomo y mantiene unido el sistema solar del átomo… Debemos asumir que detrás de esta fuerza existe una Mente consciente e inteligente. Y esta Mente es la matriz de la materia».[12]

---

12. Max Planck, «Das Wesen der Materie» [La Naturaleza de la Materia] (conferencia en Florencia, Italia, 1944), del *Archiv zur Geschichte der Max-Planck-Gesellschaft*, Abt. Va, Rep. 11 Planck, Nr. 1797).

Esta matriz, en física cuántica, se llama campo del punto cero (ZPF).[13] Imagina que estás en una playa observando dos piedras que ruedan en la arena al unísono empujadas por las olas. Si no comprendieras el papel que juega el océano moviendo las piedras sería comprensible que pensaras que una de las dos piedras se está comunicando con la otra; que, como diría Einstein, estás viendo «acciones a distancia». En este caso el océano sería el campo del punto cero, el campo invisible generado por el intercambio de energía entre partículas subatómicas.[14]

Según la teoría del Big Bang, durante las primeras minúsculas fracciones de segundo después de que ocurriera el Big Bang no había partículas de materia, solo «partículas virtuales»[15] que aparecieron fugazmente para intercambiar energía con otras partículas cuánticas, combinándose y destruyéndose las unas a las otras durante el proceso, y provocando fluctuaciones de energía arbitrarias. Este «tango subatómico»[16], como lo llama Lynne McTaggart en su libro *El Campo: en busca de la fuerza secreta que mueve el universo,*[17] sigue ocurriendo hoy día; estas partículas entran y salen de la existencia en el vacío. La mecánica cuántica ha demostrado que ese vacío no es la nada, como asumimos la mayoría de nosotros, sino un frenesí de actividad cuántica. Este estado fundamental es un sistema a temperatura cero llamado energía del punto cero, que es el estado de energía más bajo posible, cuando la materia ha desaparecido y se supone que ya no queda nada que pueda generar movimiento.[18]

---

13. L. McTaggart, *The Field: The Quest for the Secret Force of the Universe* (HarperCollins Publishers, Nueva York, 2008), 32. [L. McTaggart, *El Campo: en busca de la fuerza secreta que mueve el universo*, Sirio, Málaga, 2014.]

14. *Ibidem*, 33.

15. M. Lincoln y A. Wasser, «Spontaneous Creation of the Universe Ex Nihilo», *Physics of the Dark Universe 2*, n.º 4 (2013): pp. 195-199.

16. L. McTaggart, *The Field: The Quest for the Secret Force of the Universe* (HarperCollins Publishers, Nueva York, 2008), 19 [L. McTaggart, *El Campo: en busca de la fuerza secreta que mueve el universo*, Sirio, Málaga, 2014.]

17. *Ibidem.*

18. *Ibidem*, 20.

«La energía del punto cero de cualquier transacción particular de un campo electromagnético es inconcebiblemente minúscula, equivalente a medio protón —explica McTaggart—. Pero si sumamos todas las partículas del universo que no paran de aparecer y desaparecer obtendremos una fuente de energía inagotable (igual o mayor a la densidad energética de un núcleo atómico) allí parada tan tranquila al fondo de un espacio vacío que nos rodea, como si fuera un [ubicuo] telón de fondo sobrecargado.»[19] Este telón sobrecargado es el campo del punto cero o, como a veces se lo denomina, el campo de los campos. Estos cálculos cuánticos demuestran que vivimos en medio de un vasto y constante mar de energía. Este mar de energía, como ilustró el físico Hal Puthoff en 1990,[20] está en relación dinámica con todas las partículas subatómicas del universo. El movimiento de cada una de ellas empuja a la otra hacia delante. Esta interacción «constituye un subyacente y estable... estado de vacío —declaró Puthoff— en el que una mayor interacción del ZPF solo reproduce el estado existente en una base dinámica-equilibrio[21]. El ZPF, en otras palabras, se está renovando constantemente, y es continuamente renovado por el movimiento cuántico del universo. Esto también sugiere que el universo —y toda la materia que hay en él— está conectado por las ondas del campo del punto cero y la infinita reserva de energía subyacente.

Cosa que, a mí, me recuerda mucho al tao.

* * *

En la medicina energética se cree que existe un campo que abarca el cuerpo como un todo. Los chinos lo llaman qi. Y es este campo —al que también suelen referirse como campo etérico— en el que puede

---

19. *Ibidem*, 23.

20. H. Puthoff, «Everything for Nothing», *New Scientist* (Julio 28, 1990): pp. 52–55.

21. H.Puthoff, «The Energetic Vacuum: Implications for Energy Research», *Speculations in Science and Technology* 13 (1990): pp. 247–257.

influir un buen especialista en medicina energética para mejorar la salud de un paciente. Aunque no existen pruebas concluyentes sobre la existencia de este campo energético, lo mismo ocurre con la noción hoy día aceptada científicamente del campo gravitatorio; los científicos infieren que el campo gravitatorio existe porque ofrece una explicación sistemática y razonable sobre la forma en que los objetos existen en el espacio.

Y, sin embargo, el campo energético del cuerpo tiene una gran importancia científica. En 1935, Harold S. Burr, un profesor de anatomía de la Escuela de Medicina de la Universidad de Yale, hizo una serie de experimentos con animales —como salamandras y gallinas[22]— empleando un voltímetro adaptado especialmente diseñado para conseguir lecturas de voltajes muy bajos con el objetivo de detectar el potencial eléctrico del cuerpo. Concluyó que todos los sistemas vivientes tenían campos bioeléctricos. Los llamó «campos de vida»[23]. Burr no solo consideraba que la vida exhibía propiedades electromagnéticas, sino que estos se componían de un «principio organizado»[24] que evitaba que nuestros cuerpos se dejaran arrastrar por el caos. Nuestros campos electromagnéticos individuales mantienen un patrón que proporciona la «integridad, la organización y la continuidad» de todos nuestros sistemas corporales.[25]

En 1939, más o menos cuando Burr estaba en plena investigación, Semyon Kirlian, un electricista de la ciudad soviética de Krasnodar, se topó con lo que consideró que era una prueba fotográfica del campo

22. H. S. Burr, C. T. Lane y L. F. Nims, «A Vacuum Tube Microvoltmeter for the Measurement of Bioelectric Phenomena,» *Yale Journal of Biology and Medicine* 10 (1936): pp. 65–76.

23. H. Burr, *The Fields of Life* (Ballantine, Nueva York, 1972).

24. H. S. Burr, C. T. Lane y L. F. Nims, «A Vacuum Tube Microvoltmeter for the Measurement of Bioelectric Phenomena», *Yale Journal of Biology and Medicine* 10 (1936): pp. 65–76.

25. H. Burr, *The Fields of Life* (Ballantine, Nueva York, 1972), pp. 12–13.

energético humano.[26] Mientras estaba haciendo una reparación eléctrica en un instituto de investigaciones médicas, observó a los pacientes que se trataban con electroterapia; se dio cuenta de que había unos minúsculos destellos de luz que eran visibles entre los electrodos y la piel de los pacientes durante el tratamiento. Intrigado por lo que podría significar, Kirlian decidió intentar capturarlo por su cuenta en casa. Colocó papel fotográfico entre los electrodos y la piel de su mano y capturó una imagen. Cuando reveló la fotografía, descubrió un brillo luminiscente que le rodeaba la mano y los dedos.

Kirlian descubrió que existe un término científico para describir lo que él creía haber capturado en su fotografía: efecto corona. La palabra *corona* viene del griego antiguo y significa «guirnalda»; es el aura de plasma que rodea el sol y otras estrellas. Pero «efecto corona» es un término que se emplea en física para describir el brillo eléctrico que se ve sobre o alrededor de un conductor cargado.[27] Kirlian creía que había capturado el efecto corona que salía de su mano. Cuando adaptó este método y empezó a colocar un objeto entre una plancha metálica y un trozo de papel fotográfico al mismo tiempo que aplicaba corriente de alto voltaje a la plancha metálica —un proceso que se empezó a conocer como la fotografía de Kirlian— descubrió que los objetos inanimados, como una moneda, desprendían un efecto corona distinto; era más bien un brillo uniforme.[28] Pero los seres vivos —como él mismo o una planta— generaban descargas intensas de muchos colores, desprendían fulgores turquesas, granates y violetas. Kirlian concluyó que eran fotogramas del vibrante campo energético que rodea a todos los seres vivos.

En un experimento que se convirtió en una de las investigaciones más famosas de Kirlian, hizo una fotografía de una hoja fresca —exhi-

---

26. W. Thomas, *The Force Is with Us: The Higher Consciousness That Science Refuses to Accept* (Quest Books, Wheaton, IL, 2009), 46, Kindle.

27. M. Goldman, A. Goldman y R. S. Sigmond, «The Corona Discharge, Its Properties and Specific Uses», *Pure and Applied Chemistry* 57, n.º 9 (1985): pp. 1353–1362.

28. W. Thomas, *The Force Is with Us: The Higher Consciousness That Science Refuses to Accept* (Quest Books, Wheaton, IL, 2009), 46, Kindle.

biendo su «aura» de colores vivos— y después la cortó por la mitad y tomó una segunda fotografía. En la segunda fotografía volvía a aparecer una aura, pero en lugar de brillar alrededor de la mitad de la hoja que había quedado, seguía brillando alrededor de la forma original, a pesar de que la otra mitad ya no estaba. Aquello se conoció como el efecto de la hoja fantasma,[29] y desde entonces se ha reproducido muchas veces y tomado como referencia por practicantes de medicina alternativa como prueba de la existencia de un campo de energía que rodea el cuerpo.

Esta teoría también ha sido denunciada por el mundo científico.[30] La explicación del mundo científico es que la frecuencia de alto voltaje aplicada sobre la plancha de metal desprende los electrones de los átomos, cosa que provoca que el aire que rodea el objeto fotografiado se cargue de iones. Si ese aire contiene un poco de agua, eso generará una silueta brillante alrededor del objeto. Cuanta más agua haya, más potente será esa silueta. Por tanto, la causa del efecto de la hoja fantasma era la humedad residual que había quedado en la zona donde se había cortado la hoja. Sin embargo, poco después, un investigador de la California State University extendió el experimento de la hoja de Kirlian fotografiando la parte de la hoja amputada a través de un bloque de Lucite translúcido, a través del cual no podía pasar la humedad.[31] Y la vibrante silueta de toda la hoja seguía apareciendo en la imagen. Como ocurre con muchos temas científicos, no hay una respuesta concluyente para esto, solo algunas pruebas que pueden ofrecernos distintas perspectivas para comprender esas cosas de las que todavía no podemos estar seguros.

Y, sin embargo, existen otras observaciones científicas que sugieren que es posible que Kirlian hubiera dado con algo. En realidad, parte de

29. J. Hubacher,«The Phantom Leaf Effect: A Replication, Part1», *Journal of Alternative and Complementary Medicine* 21, n.º 2 (2015): pp. 83–90.

30. P. Brook, «Aura Portraits Make Good Art, Bad Science», Wired.com, 25 de diciembre, 2011, https://www.wired.com/2011/02/aura-portraits/.

31. T. Moss, «Puzzles and Promises», *Osteopathic Physician* (febrero de 1976), pp. 30–37.

la investigación de Harold Burr complementa poderosamente el trabajo de Kerr. La mayoría de los experimentos de Burr fueron con salamandras, que resultan muy útiles en el laboratorio porque se las puede observar desde que están en el huevo hasta que son adultas, permitiendo que puedan observarse los cambios de forma y anotarlos con precisión. Utilizando su voltímetro, Burr descubrió que los huevos de salamandra tienen un campo energético eléctrico casi idéntico a la forma del propio animal.[32] Teniendo esto en cuenta, Burr teorizó que, teniendo en cuenta el eje del campo energético eléctrico, la línea central alrededor de la que se mueve esta energía está alineada con el sistema nervioso de una salamandra adulta. Para explorar este concepto inyectó algunas gotas de tinta negra imborrable en el eje del campo energético en algunos huevos de salamandra. Y en todos los casos ocurrió que la tinta se incorporaba al interior del cerebro y la columna vertebral de la salamandra en gestación. Fue un descubrimiento radical muy provocador: ¿aquello significaba que las salamandras poseían su cianotipo energético adulto al nacer? Era como si la salamandra poseyera, en estado embrionario, el contorno energético de su yo futuro.

También existen pruebas de que lo contrario es cierto (siguiendo la línea del estudio de la hoja de Kirlian): un campo eléctrico permanece después de haber perdido las extremidades. Robert O. Becker, un cirujano ortopédico, publicó un estudio que había llevado a cabo en las décadas de 1940 y 1950, principalmente en el *Journal of Bone and Joint Surgery*, que ilustraba una «corriente de la herida», cosa que se refería a la corriente eléctrica que emanaba desde la parte central del cuerpo hasta un nervio o un músculo lesionado, en animales. El tejido lesionado registraba un voltaje negativo al compararlo con el resto del cuerpo.[33]

Becker también utilizó salamandras para hacer sus estudios porque son uno de los pocos animales capaces de regenerar sus miembros. Sí,

32. H. Burr, *The Fields of Life* (Ballantine, Nueva York, 1972).

33. R. O. Becker y G. Selden, *The Body Electric* (Morrow, Nueva York, 1985): pp. 73–74.

una salamandra adulta con una pata amputada podrá, en el transcurso de las siguientes semanas, reproducir una nueva en el mismo lugar donde se le ha quitado la anterior. Becker también investigó con ranas, para comparar, para estudiar a un animal que no fuera capaz de regenerar tejidos. Cuando Becker les amputó los miembros a los animales, descubrió que generaban la misma corriente de la herida, un voltaje positivo. Pero poco después descubrió que la salamandra desarrollaba un cambio de carga en el muñón: cambiaba de una polaridad positiva a una negativa antes de decantarse —indicando un potencial energético— y después, una vez que la regeneración del miembro hubo terminado, volvía a cero. Entretanto, el voltaje de la rana pasó a cero en cuanto le amputó la pata y permaneció igual mientras se le cicatrizaba el muñón.[34]

Antes de haber leído estos estudios conocí un paciente en el hospital para enfermos terminales que me dijo que sentía dolor en una pierna que ya no tenía. Le pedí que se tumbara y, actuando por instinto, empecé a tratarle la pierna desaparecida. Me limité a clavar las agujas en la cama, donde deberían haber estado su pierna y el llamado «canal de la vejiga», que se extiende por toda la pierna hasta llegar al pie. Después de unos diez minutos, el paciente dijo que tenía la sensación de que el dolor estaba disminuyendo. «¿Sí?», le pregunté un poco incrédula. Cuando terminamos con el tratamiento, más o menos una hora después, dijo que el dolor había bajado de una intensidad de ocho (de diez) a tres. En aquel momento, a pesar de estar un poco sorprendida de que mi plan improvisado hubiera funcionado, lo atribuí al efecto placebo. El paciente había creído que la acupuntura le ayudaría, pensé, y lo había hecho. Pero con el tiempo empecé a creer que mis agujas de acupuntura provocaron pequeñas intervenciones eléctricas en una parte de su cuerpo que ya no estaba allí. En otras palabras, era posible intervenir en el campo —y desplazar la energía— que rodeaba a su pierna ausente.

---

34. *Ibidem.*

* * *

La fuerza electromagnética, tal como la entiende la biomedicina convencional, gobierna las fugaces interacciones entre las moléculas. Sin embargo, la bioelectromagnética necesita los campos electromagnéticos, eléctricos y magnéticos para explicar el campo general que se emplea para regular las funciones vitales. La medicina energética lleva la comprensión de los campos electromagnéticos un paso más lejos y propone que un intercambio energético entre el practicante y el paciente puede sanar.

A medida que iba tomando conciencia de que había algo en mi interior durante mi primera época como practicante de acupuntura, mis pacientes también empezaron a sentirlo. Muchos explicaban haber percibido una sensación de calor y movimiento. Yo trataba todo tipo de enfermedades, desde dolor crónico hasta alergias y cada vez a más mujeres con problemas de fertilidad, y siempre obtenía efectos impresionantes. En particular, cuando veía cómo se equilibraban las hormonas de aquellas mujeres, cómo mejoraba el grosor de sus recubrimientos uterinos y se les regulaba el ciclo menstrual, me preguntaba si estaría ofreciendo a sus cuerpos una información que hacía que sus sistemas reproductivos se reorganizaran.

También pensé que quizá mi cuerpo también se viera afectado por el proceso. En aquella época yo había ganado bastante peso (a pesar de que mis hábitos alimenticios no habían cambiado), y también sufría palpitaciones espontáneas muy agresivas llamadas taquicardias. De vez en cuando, mientras estaba en plena sesión en un día normal tratando a mis pacientes en la clínica, de pronto, en vez de sentir el flujo de mi energía, me daba la sensación de que estaba a punto de sufrir un ataque al corazón.

Cuando me diagnosticaron taquicardias también descubrí que sufría un desorden genético llamado síndrome de Wolff-Parkinson-White, que significa que nací con una hilera de células de más que conducen actividad eléctrica al corazón. (A veces bromeo diciendo que eso es lo que me proporciona un qi adicional en el corazón.) Es una enfermedad congénita, pero no había tenido ningún síntoma hasta que empecé a canalizar energía mientras practicaba la acupuntura. Normalmente podía controlar la taquicardia yo sola masajeándome la arteria carótida del cuello y poniéndome hielo en la cara, ambos métodos demostrados para bajar el ritmo del corazón que me había enseñado mi exmarido. Aun así, en un par de ocasiones, los episodios fueron tan intensos que tuvieron que llevarme a urgencias. Una vez allí, los médicos me administraron adenosina intravenosa provocándome lo que se conoce como asistolia —o un paro cardíaco— durante algunos segundos. Básicamente, lo que se consigue es que el corazón retome su ritmo habitual. Pero también provoca un intenso dolor en el pecho, por no mencionar la macabra comprensión de que podría ser el fin.

Quizás estuviera sufriendo aquellos episodios de taquicardia porque trabajaba demasiado, pero no podía quitarme de la cabeza la idea de que a mi corazón le estaba costando ajustarse a las diferentes frecuencias que yo tenía la sensación de estar absorbiendo de los campos que me rodeaban. De hecho, existen campos que emanan de nuestro interior. Nuestros cerebros y corazones, por ejemplo, todos tienen sus propios campos electromagnéticos mensurables. Los médicos monitorizan el campo vibratorio del cerebro con un electroencefalograma o EEG. Las células de nuestro cerebro también se comunican utilizando impulsos eléctricos, que siempre están activos, incluso mientras dormimos; estos movimientos son las líneas onduladas que aparecen en las lecturas de los EEG, que son medidores de frecuencia.

El corazón, sin embargo, proyecta el campo electromagnético más grande del cuerpo. Se puede medir utilizando un electrocardiograma, también llamado ECG o EKG. En realidad, el campo del corazón es tan impresionante que hoy día el equipamiento médico moderno puede medir su frecuencia desde cuatro metros de distancia.[35]

Mediante sus campos palpitantes, estos dos órganos —el corazón y el cerebro— siempre se están comunicando. Los médicos monitorizan

---

35. Leah Lagos, en conversación con la autora, septiembre de 2017, Nueva York.

cautelosamente los campos de energía del corazón y del cerebro indivi-
dualmente, pero prestan menos atención a las formas en que se afectan
entre ellos electromagnéticamente. Pero hay investigadores, como el
doctor Gary Schwartz, profesor de psiquiatría y medicina de la Universidad de Arizona, y un grupo del HeartMath Institute,[36] fundado tanto
por científicos como por sanadores energéticos, que han liderado un
movimiento para investigar esta conexión.

Schwartz y sus colegas, las doctoras Linda Russek y Linda Song —
mediante experimentos que monitorizaban simultáneamente las lecturas
EEG y EKG de los participantes— descubrieron que cuando se les pedía
a los participantes que se concentraran en los latidos de su corazón no
solo veían un aumento general de las señales del latido del corazón en
las ondas de sus cerebros, también se registraba un aumento de la onda
P, que es la primera parte del latido cardíaco, cuando la sangre se bom-
bea a los ventrículos, y cuesta sentirlo fisiológicamente.[37] Y esto nos da
la prueba de que, como dice Schwartz, «cuando nos concentramos en
nuestro corazón, nuestro cerebro amplifica los campos eléctricos que
proceden de nuestro corazón incluso durante esos momentos —los periodos de onda P— durante los que las sensaciones del corazón todavía
no han llegado a nuestro cerebro».[38] Dicho de otra forma, el cerebro
tiene una percepción implícita del corazón que sobrepasa las rutas co-
municativas del cuerpo. Me pregunté si esas comunicaciones inheren-
tes entre el cerebro y el corazón conocían las adaptaciones que estaba
haciendo mi cuerpo cuando la energía fluía a través de mí.

El filósofo chino Lao Tzu dijo en una ocasión: «Cuando el estudiante esté preparado, el maestro aparecerá», y yo he descubierto que en
mi vida ha sido así. En este caso, mi maestro apareció en la forma de

---

36. www.heartmath.org.

37. L. Song, G. Schwartz y L. Russek, «Heart-Focused Attention and Heart-Brain Synchro-
nization: Energetic and Physiological Mechanisms», *Journal of Alternative and Complementary
Medicine* 4, n.º 5 (1998): pp. 44–52, pp. 54–60, p. 62.

38. G. E. Schwartz, *The Energy Healing Experiments: Science Reveals Our Natural Power to Heal*
(Astria Books, Nueva York, 2007), 78.

una psicóloga clínica y deportiva llamada Leah Lagos. Se puso en contacto conmigo después de que yo tratara a una de sus pacientes, una actriz con pánico escénico. Me dijo que había percibido un «cambio evidente»[39] en el estado de su paciente y me invitó a su consulta para que le hablara sobre mi trabajo. Sentí curiosidad. Entre otras cosas, estaba interesada en descubrir qué era lo que ella estaba midiendo exactamente, y concertamos una cita.

La doctora Lagos es una especialista en la respuesta biológica de la variabilidad del ritmo cardíaco (VRC)[40] que emplea para ayudar a sus pacientes a mejorar su salud cardíaca además de enseñarles técnicas para gestionar la ansiedad. Muchos de sus clientes son atletas profesionales, directores de empresas y actores, personas que se enfrentan al equivalente emocional de una actuación en la cuerda floja cada vez que se ponen frente al público; tienen que poder controlar sus pensamientos y emociones para poder hacer su trabajo.

Solemos pensar que un ritmo cardíaco saludable es regular, pero en realidad el corazón varía el tiempo entre latidos cuando se adapta a distintas circunstancias. Lagos identifica estas variaciones utilizando una máquina EKG para poder documentar los momentos en los que una persona está respirando a un ritmo que produce una variación cardíaca óptima: «Cuando inhalas, tu frecuencia cardíaca sube, y cuando exhalas, tu frecuencia cardíaca baja —dice—. Lo que queremos es que esas oscilaciones sean lo más grandes que se pueda, pero también queremos que sean ordenadas. Cuando estás estresado, frustrado, molesto, tu ritmo cardíaco se vuelve irregular. Cuando estas relajado, produces esta hermosa onda parecida a las olas del océano. Y, como el corazón es un músculo, ese movimiento se puede trabajar».[41] Su protocolo, que, tal como ella dice, «permite a los pacientes la capacidad de conseguir el

---

39. Leah Lagos, en conversación con la autora, septiembre de 2017, Nueva York.

40. P. M. Lehrer y R. Gevirtz, «Heart Rate Variability Biofeedback: How and Why Does It Work?» *Frontiers in Psychology* 5 (2014): 756.

41. Leah Lagos, en conversación con la autora, septiembre de 2017, Nueva York.

control de su fisiología y su psicología a través de su ritmo cardíaco»[42], es un programa de diez semanas, que incluye reuniones en su consulta una vez a la semana y hacer ejercicios de respiración dos veces al día. Lagos cree que el corazón es el centro del control emocional y que ha sido ignorado porque nos hemos concentrado demasiado en el cerebro. (También cree que en el futuro las personas irán a ver cada semana a un especialista en psicofisiología en lugar de ir al psicoterapeuta.)

Básicamente, Lagos busca la forma de alterar la respuesta del sistema nervioso autónomo del cuerpo al estrés. El sistema nervioso autónomo tiene dos reacciones básicas: la simpática y la parasimpática. Cuando cruzas una calle llena de gente y el semáforo cambia y los coches empiezan a avanzar, el cuerpo se pone en modo lucha o huida, que también se conoce como respuesta simpática. Es una reacción muy útil: te estimula y te empuja a correr hasta la acera antes de que te alcancen los coches. Pero una vez has llegado a la acera, si no tienes una respuesta parasimpática fuerte que te ayude a recuperar el equilibrio, te quedas en ese estado de supervivencia durante más tiempo del necesario. Y las personas que padecen de estrés crónico pueden quedarse en ese estado durante horas, a veces incluso días. La rutina de Lagos permite a sus pacientes potenciar la respuesta parasimpática —que provoca una mayor variabilidad del ritmo cardíaco y un menor ritmo cardíaco— para poder interrumpir más pronto la reacción parasimpática.

«Imagina a un jugador de tenis que se está preparando para el US Open: no está pensando en los músculos que debe ejercitar, para eso está la memoria muscular, y ocurre lo mismo con el corazón —explica Lagos—. Si hacemos las repeticiones suficientes de una frecuencia específica, el corazón acepta el ritmo y lo adopta de forma funcional en momentos de estrés. Y eso cambia tu actividad y la respuesta al estrés.»[43]

Lagos estudia las frecuencias cardíacas de sus pacientes midiendo la actividad eléctrica de su corazón con un EKG mientras respiran a un

---

42. *Ibidem.*

43. *Ibidem.*

ritmo específico. Cuando el ritmo de la respiración y la frecuencia cardíaca coinciden, maximizando las oscilaciones cardíacas, el paciente ha alcanzado lo que ella considera el estado ideal: están en resonancia. «Cuando respiras en tu frecuencia de resonancia, estás fortaleciendo la influencia parasimpática para que aparezca y destruya esa tendencia de lucha o huida —comenta Lagos—, y te devuelve a la homeostasis.»[44] Durante la resonancia, los ritmos del corazón provocan señales tranquilizadoras que resuenan por todo el sistema nervioso autónomo.

La resonancia también es un concepto importante en física. A grandes rasgos, se utiliza para definir el momento en el que un objeto vibra en la misma frecuencia natural que un segundo objeto, aumentando por tanto la amplitud y provocando que el segundo objeto entre en un movimiento vibratorio. Es el motivo por el que una copa de vino se rompe cuando una cantante de ópera alcanza una nota extraordinariamente alta (la palabra «resonancia» procede del término latino que significa «eco» o «retumbar»). Cuando la voz de la cantante alcanza un tono tan alto que crees que te van a estallar los tímpanos —el mismo tono que resuena con la frecuencia de la copa—, la vibración resultante la rompe. Sin embargo, en la consulta de Lagos, alcanzar un estado de resonancia es lo opuesto a estallar: en realidad es cuando la persona está funcionando a su más alto nivel.

Cuando Lagos había examinado a la actriz, aquella paciente que teníamos en común, después de que yo le hubiera hecho el tratamiento de acupuntura con trabajo energético, había notado que la mujer había entrado en resonancia con mucha más facilidad que antes al medirla con sus instrumentos de respuesta biológica. Le expliqué los puntos de acupuntura que le había tratado, y también admití que había notado cómo una energía salía a través de mí mientras le practicaba la acupuntura. Decidimos conectarme al equipo de respuesta biológica para ver si descubríamos algo. Cuando Lagos me puso los nódulos del EKG, yo adopté por instinto el estado que adopto cuando estoy sanando a al-

---

44. *Ibidem.*

guien, y en quince segundos estaba en resonancia. Por lo visto, yo me había acostumbrado a hacerlo sin darme cuenta mientras practicaba la acupuntura. La teoría de Lagos era que yo había llegado a aquel estado de forma natural porque mi mayor variabilidad cardíaca me confería mayor flexibilidad para abrirme y transferir energía a mis pacientes.

Intrigada por el resultado, Lagos me invitó a volver para hacerme otra evaluación, un EEG del cerebro simultaneo a un EKG del corazón. Y de nuevo, y casi de forma inmediata, mi cerebro y mi corazón entraron en resonancia el uno con el otro. Aquellos experimentos en la consulta de Lagos me ayudaron a comprender que lo que yo estaba sintiendo durante las sesiones de curación era el resultado de un cambio perceptible en mi respiración, los latidos de mi corazón y las ondas de mi cerebro. Fue un descubrimiento significativo, que sugería que todo mi sistema nervioso autónomo se estaba aclimatando durante las sesiones de curación. La forma más evidente de hacerlo es a través del nervio vago, que conecta el corazón y el cerebro y ayuda al sistema nervioso parasimpático a recuperar el orden en el corazón y el sistema respiratorio, además del sistema digestivo, después de un episodio de estrés.

Lagos estaba de acuerdo en que mi taquicardia debía de haber sido el resultado de que yo estuviera practicando esa técnica de forma inconsciente en mis sesiones. Y aunque entraba en estado de resonancia, quizá también hubiera afectado de vez en cuando a mi nervio vago, que habría provocado un aumento de pulsaciones. Y, debido a mi síndrome Wolff-Parkinson-White, a veces la situación se descontrolaba. El equilibrio entre los sistemas simpático y parasimpático es un baile delicado para cualquiera. La mayor parte de las veces conseguía seguir adelante, pero de vez en cuando, mientras me recorría la energía, creo que mi cuerpo no conseguía adaptarse adecuadamente. También debía de haber encontrado una forma de modular mi sistema nervioso autónomo para alinearme con mis pacientes, sincronizarme con sus frecuencias y establecer una resonancia con ellos.

Por lo menos así es como lo percibía yo y, aunque puede sonar improbable, no es una hipótesis del todo contraria a la ciencia. El doctor

Gary Schwartz también tenía la corazonada de que, dado lo poderoso que era el campo electromagnético del corazón, era posible que las personas pudiéramos percibir señales de otros. Schwartz tiene el humor suficiente —y la humildad— como para sugerir que algunas personas podrían calificar su teoría como «las reflexiones *new age* de un investigador anciano»,[45] pero también tiene la integridad que le confiere su educación científica, que lo empuja a buscar pruebas que confirmen sus creencias.

Y con eso en mente analizó las transcripciones EKG y EEG del investigador Russek y de veinte participantes. Todos aquellos hombres habían participado en el estudio veinte años antes, cuando eran estudiantes en Harvard. En aquel experimento inicial les pidieron que puntuaran a sus madres y padres en una escala numérica teniendo en cuenta seis rasgos posibles: afecto, severidad, justicia, inteligencia, trabajo duro y fuerza.

Schwartz descubrió que, «si los sujetos percibieron a sus padres como seres cariñosos cuando estaban en la universidad, establecían una conexión energética con el entrevistador que significaba que registraban la presencia de las ondas del corazón del entrevistador en su cerebro cuando ya eran adultos maduros».[46] Por otra parte, las ondas cerebrales de los participantes que habían puntuado a sus padres con cifras más bajas en la categoría de cariño conectaban con las ondas del corazón del entrevistador de formas más débiles y más espaciadas. Estos mismos resultados se repitieron cuando el HeartMath Institute hizo el experimento más adelante de forma independiente.[47]

Este estudio representa un concepto muy profundo: que las ondas del corazón de una persona, que emanan del campo electromagnético de su corazón, pueden detectar —y afectar— las ondas cerebrales de

---

45. G. E. Schwartz, *The Energy Healing Experiments: Science Reveals Our Natural Power to Heal* (Astria Books, Nueva York, 2007), 81.

46. *Ibidem*, 87.

47. www.heartmath.org.

otra persona, y viceversa. Y yo creo que esto también puede estar ocurriendo cuando hago mis tratamientos en la consulta: de la misma forma que la doctora Lagos descubrió que yo entraba en resonancia interna cuando estaba en la consulta, este estudio sugiere que quizá también entre en resonancia con mis pacientes, y eso significa que las ondas de nuestros corazones y cerebros se sincronizan temporalmente durante el transcurso de un tratamiento de curación.

Se pueden encontrar más pruebas de estos estudios que demuestran que los cambios provocados deliberadamente en el cerebro de una persona pueden provocar un cambio similar en el cerebro de otra persona. Específicamente, en un estudio publicado en la revista *Science* en 1965, dos investigadores estudiaron los resultados de EEG de quince pares de gemelos idénticos que estaban sentados en habitaciones distintas. En dos de estas parejas, cuando los investigadores indujeron deliberadamente en uno de los gemelos idénticos los ritmos alfa —las oscilaciones eléctricas del cerebro que aparecen cuando una persona está despierta y relajada—, aparecieron de forma espontánea y simultanea en el otro.[48]

Más recientemente, en 2010, tres investigadores —los doctores Luke Hendricks, William Bengston y Jay Gunkelman— estudiaron a un sanador a distancia que trataba a pacientes que estaban en habitaciones distantes diez metros una de otra, y midieron las señales eléctricas de sus cerebros simultáneamente mediante un EEG.[49] Descubrieron que el sanador tenía una onda electromagnética constante de unos 7,81 Hz, que era más fuerte y más frecuente que la de sus pacientes. Al rato, sin embargo, la onda de los pacientes parecía reiniciarse y sincronizarse con la del sanador. En otras palabras, el sanador y el paciente resonaban, incluso estando separados. Y el vínculo entre el sanador y el pa-

---

48. T. D. Duane y T. Behrendt, «Extrasensory Electroencephalographic Induction Between Identical Twins», *Science* 150, n.º 3694 (1965): 3367.

49. L. Hendricks, W. F. Bengston y J. Gunkelman, «The Healing Connection: EEG Harmonics, Entrainment and Schumann's Resonances», *Journal of Scientific Exploration* 25, n.º 3 (1965): pp. 419–430.

ciente creaba una resonancia más poderosa de la que ninguno de los dos era capaz de crear de forma individual.

Bengston hizo un estudio de seguimiento en la Universidad de Connecticut, que tiempo después repitió en el Thomas Jefferson University's Sidney Kimmel Medical College, en el que él mismo practicaba un ejercicio de meditación para sanar mientras se hacía un EEG.[50] Al mismo tiempo conectaron a otra persona a otra máquina de EEG. Mientras Bengston hacía el ejercicio de meditación, se registraba una evidente diferencia en el cerebro de la otra persona que coincidía con la lectura del EEG de Bengston. Cuando Bengston dejó de hacer el ejercicio mental, la sincronización de las ondas cerebrales también se detuvo.

Estos experimentos sugieren que los campos energéticos de nuestros corazones y cerebros pueden —y consiguen— conectar con otros. En esencia, estamos en silenciosa colaboración los unos con los otros.

* * *

Existe otro cuerpo de investigación científica que indica que podríamos estar conectados de un modo esencial pero imperceptible. El Princeton Engineering Anomalies Research (PEAR) era un laboratorio patrocinado por la Escuela de Ingeniería y Ciencias Aplicadas de la Universidad de Princeton que se dedicó durante casi tres décadas al estudio de la conciencia humana y sus efectos, en particular si la conciencia colectiva tiene el poder de alterar las cosas. El difunto Robert Jahn, un físico que era decano de la Escuela de Ingeniería en Princeton, fundó el PEAR en 1979 después de que una estudiante universitaria le pidiera que supervisara su estudio sobre el impacto de la intención humana sobre un artefacto mecánico, en este caso una pequeña máquina con

---

50. L. Hendricks W. Bengston y J. Gunkleman, «The Healing Connection: EEG Harmonics, Entrainment, and Schumann's Resonances», *Journal of Scientific Exploration* 24, n.º 4 (2010): pp. 655–666.

forma de caja llamada generador de eventos arbitrarios (REG), diseñada para producir una serie de bits digitales impredecibles traducidos a unos y ceros en un ordenador que servía de base de datos.[51] En esencia, este artefacto es como un lanzador de monedas al aire electrónico con una probabilidad del cincuenta por ciento de producir un uno o un cero.

Al principio, Jahn se sintió interesado por el REG —pensó que examinar su diseño sería un buen estudio independiente para su estudiante—, pero, a medida que progresaba el trabajo de su estudiante, cada vez se mostraba más interesado por sus datos y los resultados. A lo largo de las décadas siguientes, y en colaboración con Brenda Dunne —una psicóloga del desarrollo que se convirtió en la directora del laboratorio del PEAR—, John y su equipo hicieron miles de experimentos. Después de diseñar su propia versión más sofisticada de la máquina, estudiaron al REG en diversas circunstancias y escenarios, tratando de determinar si los humanos podían marcar la diferencia en la producción de los números.

Y lo hicieron. La diferencia, en promedio, es el equivalente a alguien que es capaz de alterar el resultado del lanzamiento de esa moneda cada dos de tres lanzamientos por diez mil.[52] Es una cifra pequeña, pero significativa estadísticamente hablando. «El fenómeno es real —afirma Dunne—. No son fluctuaciones fruto del azar. Hay un sutil proceso de ordenación que está influyendo en estos eventos aparentemente fortuitos.»[53] Jahn y su equipo hicieron miles de experimentos con el REG durante el periodo de veintiocho años que el laboratorio estuvo funcionando: en casi todos, la diferencia estadística era ligeramente mayor de lo que habría sido en un grupo de número completamente fortuito.[54]

---

51. B. J. Dunne, R. D. Nelson y R. G. Jahn, «Operator-Related Anomalies in a Random Mechanical Cascade», *Journal of Scientific Exploration* 2, n.º 2 (1988): pp. 155–179.

52. Brenda Dunne, en conversación con la autora, octubre de 2017.

53. *Ibidem.*

54. *Ibidem.*

Los investigadores del PEAR creyeron que aquellas anomalías estaban muy asociadas con dos factores: si existía una intención o necesidad que afectara a la persona que estaba haciendo funcionar la máquina, y si existía una fuerte sensación de resonancia, cosa que en este contexto significaba que las frecuencias de dos campos electromagnéticos (ya fuera entre dos personas o entre una persona y la máquina) se alineaban.[55]

Los experimentos que se hicieron en el laboratorio del PEAR también investigaron los efectos sobre el REG cuando una persona sin pareja y cuando una pareja —con una relación romántica o no— se conectaban a la máquina y la alimentaban con intenciones preestablecidas de antemano. Los resultados demostraron que, en cualquiera de los dos casos, los campos electromagnéticos humanos podían influir en los de la máquina; y lo más interesante es que dos personas pueden provocar un efecto más intenso que una sola, y que una pareja con un vínculo emocional produce los resultados más notables. Como Jahn dijo en una ocasión, «si pones tu mente en resonancia con el procesador, la máquina demostrará una preferencia por seguir tu deseo».[56]

El PEAR también estudió la resonancia que se daba en grupos. «Desarrollamos un pequeño REG portátil que pudiéramos llevarnos al campo —explica Dunne— y lo llevábamos a distintos entornos donde era probable que hubiera una fuerte resonancia colectiva.»[57] Entre los eventos elegidos había desde una conferencia sobre el humor hasta conciertos de música pasando por grupos de meditación, eventos que considerábamos «carismáticos». Los números volvieron a demostrar, una vez más, un ligero pero significativo patrón; eran más organizados que los números al azar que se produjeron con el grupo de control. En

---

55. La relación entre la mente y la máquina es cada vez más compleja. Empresas como Cyberkinetics han estado desarrollando, durante los últimos veinte años, la tecnología para crear interfaces cerebro-computadoras (BMI), que son chips que se pueden insertar en el cerebro para permitir que una persona pueda controlar artefactos electrónicos con la mente.

56. «Mind Over Matter», *The New York Times*, consultado el 1 de mayo de 2017, https://www.nytimes.com/2003/03/09/nyregion/mind-over-matter.html.

57. Brenda Dunne, en conversación con la autora, octubre de 2017.

comparación, los eventos más aburridos, como conferencias académicas y reuniones de negocios, demostraban menos alteraciones.

El laboratorio del PEAR concluyó sus investigaciones en 2007. «Hemos conseguido lo que nos habíamos propuesto en un principio... es decir, determinar si estas diferencias son reales e identificar las correlaciones más importantes —anunciaron Jahn y Dunne en declaraciones conjuntas—. Ha llegado el momento de que la próxima generación de eruditos coja el relevo.»

Desde entonces, Roger Nelson, un psicólogo experimental que había estudiado física y métodos estadísticos, quien también era el coordinador de operaciones del PEAR, creó el Global Consciousness Project (GCP).[58] Se trata de un proyecto internacional que desarrolla el trabajo del PEAR, aunque opera de forma independiente. El grupo ha instalado una red de REG por todo el mundo —desde Francia a Nueva Zelanda y de Kenya a Nueva York— y todos envían datos continuamente a un servidor de Princeton, en Nueva Jersey. Estas máquinas se parecen un poco a los electrodos, como explica Nelson, «registran el EEG del planeta».[59] Por tanto, el GCP quiere medir los efectos de la conciencia colectiva global.

Para ello, los investigadores examinan los datos que recogen las máquinas en momentos en los que suceden eventos clave en el mundo, desde la celebración de Año Nuevo en Nueva York hasta el terremoto de 2010 en Haiti o la investidura de Donald Trump en 2016.[60] «Buscamos momentos en los que un grupo de personas estén en resonancia los unos con los otros —explica Nelson—. Identificamos un suceso que pensamos que representa un momento en el tiempo en el que las per-

---

58. «The Global Consciousness Project Meaningful Correlations in Random Data» The Global Consciousness Project, consultado el 1 de mayo de 2017, http://noosphere.princeton.edu./

59. Roger Nelson, en conersación con la autora, enero de 2018.

60. «Trump Inauguration», The Global Consciousness Project, consultado el 1 de mayo de 2017, http://teilhard.global-mind.org/events/trump.inaug.html; «Haiti Earthquake», The Global Consciousness Project, consultado el 1 de mayo de 2017, http://teilhard.global-mind.org/haiti.quake.html.

sonas se unen y comparten emociones de una forma profunda»[61], y después hacen un análisis estadístico de la información que producen las máquinas durante ese momento.

En concreto, determinan el significado que sale de los diferentes REG que hay repartidos por el mundo, determinando si los números obedecen a una referencia o si aumentan o disminuyen. La medición formal busca las correlaciones por pares. Comparan los datos del REG de Nueva York con las demás máquinas de la red, por ejemplo, para ver si existe alguna correlación con París. Estadísticamente no debería haber relación en absoluto más allá de una pequeña variación por encima de cero. Pero el GCP ha descubierto que muchos de estos eventos han proporcionado datos paralelos entre la información que procedía de las diferentes máquinas.[62]

En Año Nuevo, por ejemplo, han descubierto que si se reflejan los datos sobre un papel crean una curva en forma de uve, y la medianoche representa el punto inferior de la uve.[63] Eso significa que las máquinas tienden a relacionarse durante el aumento de excitación mundial que asciende hasta esa medianoche y después, de nuevo, cuando la tensión decrece justo después de medianoche.

«Nadie tiene una teoría adecuada para explicar por qué ocurre esto —admite Nelson—. Pero yo creo que todos tenemos nuestra conciencia individual… Imaginamos que está en nuestras cabezas, quizás en el cerebro, pero la experiencia de miles de años y las recientes pruebas empíricas científicas indican que la mente se extiende al mundo. La conciencia no es una unidad confinada o completamente encerrada tras la piel y los huesos; es mucho más expansiva.»[64]

---

61. Roger Nelson, en conversación con la autora, enero de 2018.

62. B. J. Dunne y R. G. Jahn, «Experiments in Remote Human/Machine Interaction», *Journal of Scientific Exploration* 6 (1992): pp. 311–332.

63. R. D. Nelson, «Anomolous Structure in GCP Data: A Focus on New Years», Global Consciousness Project, Princeton.

64. Roger Nelson, en conversación con la autora, enero de 2018.

El GCP también analiza sus descubrimientos por categorías, dividiendo los eventos por tamaño y teniendo en cuenta si el evento provocó emociones positivas o negativas. Nelson puntualiza que la compasión parece ser uno de los mayores determinantes de correlación. «Es una emoción que nos conecta, y hemos descubierto que los eventos que provocan compasión generan una mayor desviación de los datos[65] —explica—. Pero el miedo también es bastante fuerte. Me encantaría poder decir que el miedo no provoca cambios, pero esa emoción también genera una especie de interconexión.»

A veces ambas emociones están mezcladas, como ocurrió el 11 de Septiembre. El GCP descubrió que las cifras demostraban una gran variación durante aquella crisis, aunque la tendencia comenzó cuatro o cinco horas antes de que el primer avión chocara contra la torre y se alargó hasta tres días después. Aunque Nelson deja claro que no es una conclusión científica, él interpreta esta temprana desviación como una premonición colectiva y el cambio sostenido posterior como un reflejo de las continuas emociones tan intensas que se vivieron a nivel mundial. Sin embargo, los críticos señalan este dato como un ejemplo de la falta de fiabilidad de los resultados y la predisposición a darles sentido con una explicación. En cualquier caso, el GCP calcula que las desviaciones estadísticas durante la recogida de datos formal de quinientos eventos mundiales específicos tienen una posibilidad entre un billón de que ocurran solo por casualidad.

«Somos un poco como neuronas. Hay cien mil millones de neuronas en el cerebro humano. Cuando hacen su función, el resultado es una cosa nueva completamente inesperada que experimentamos como conciencia, reflexión y emoción —dice Nelson—. Pronto habrá diez mil millones de personas en el mundo; estamos diseñados para estar interconectados. Y hay un potencial despertando para nosotros, para alcanzar un campo de conciencia más unificado, para crear una capa de inteligencia que recubra la Tierra. Creo que es importante que com-

---

65. *Ibidem.*

prendamos que estamos interconectados de alguna forma, para aceptarlo y aprender de ello».[66]

* * *

Aunque todavía no es posible explicar del todo los efectos de la medicina energética a través de la lente de la ciencia —las relaciones de la curación contienen elementos intangibles que siempre serán un misterio—, para mí está muy claro que la práctica obedece las leyes de la física de formas muy significativas. En términos prácticos, todos estamos conectados a través de nuestros campos electromagnéticos, ya sean los de todo nuestro cuerpo, los del cerebro o los del corazón, pero yo creo —tal como sugieren los estudios del doctor Gary Schwartz, el HeartMath Institute y el laboratorio del PEAR— que somos capaces de relacionarnos los unos con los otros con nuestros campos de energía. De esta forma estamos creando un movimiento comunitario que, tal como intenta medir el Global Consciousness Project, fluye empujado por una marea de emoción colectiva. Como las «acciones a distancia» de Einstein, estamos conectados de formas que pueden atisbarse, e incluso explicarse parcialmente, mediante la ciencia. El misterio sigue residiendo básicamente en el campo de energía universal —lo que la filosofía china llama tao y la física cuántica llama campo del punto cero—, que yo considero inteligente. Ese campo de energía superior está interactuando con nosotros en todo momento; mantenemos una especie de conversación con él. Tiene cierto grado de control sobre nuestras vidas, pero también podemos influir en él con nuestros pensamientos y nuestras acciones. Los estudios científicos recientes nos están ofreciendo la posibilidad de vislumbrar un fenómeno que las personas religiosas han integrado en su fe, que existe una fuerza invisible que todos experimentamos, y que puede afectarnos, tanto si somos conscientes de ella como si no.

---

66. *Ibidem.*

SÉ TU PROPIO SANADOR

Respiración resonante

Los estudios sugieren que los sanadores adaptan su fisiología para curar. En mi caso, la doctora Lagos descubrió que las frecuencias de mi cerebro y de mi corazón empiezan a resonar. Otros estudios han demostrado que los pacientes se adaptan al sanador y, a medida que sus frecuencias se van alineando, se crea un vínculo de resonancia. Y ese vínculo parece ser la conexión óptima para la transferencia de información energética. La primera fase de este proceso es practicar una técnica de respiración que fomenta la resonancia interior. A continuación encontrarás el ejercicio que la doctora Lagos les pide a sus pacientes que hagan. Es sencillo pero eficaz.

El ritmo de respiración óptimo para crear la mayor variabilidad del ritmo cardíaco es cinco respiraciones por minuto. Eso significa que cada inhalación y exhalación duran seis segundos.

Intenta inhalar con suavidad mientras cuentas hasta seis y después suelta el aire con delicadeza contando también hasta seis. No te presiones. El objetivo es equilibrar tu sistema nervioso simpático —el responsable de tu respuesta de lucha o huida— con tu sistema nervioso parasimpático, que reduce tu frecuencia cardíaca. Por el mismo motivo, te recomiendo que no cuentes en voz alta ni utilices ninguna guía visual (como una aplicación) para controlar la duración de tus respiraciones, pues podría activar ligeramente tu sistema nervioso simpático.

3

Y DIOS, ¿QUÉ TIENE QUE VER CON TODO ESTO?

Mi madre intentó quitarse la vida en una ocasión. Fue treinta años antes de que falleciera, durante uno de los periodos más oscuros de su depresión; se tomó una sobredosis de pastillas después de una serie de discusiones con mi abuela. Yo estaba en casa —aunque era demasiado pequeña como para entender lo que estaba ocurriendo— cuando mi padre la encontró inconsciente en la bañera y llamó a una ambulancia para que pudieran llevarla al hospital.

Después mi madre dijo que mientras estaba en la camilla en el hospital, rodeada de personal médico que intentaba reanimarla, ella salió de su cuerpo. Sintió como si algo la separara de su cuerpo, atraída por una luz, y se vio a ella misma abajo rodeada de médicos. Me dijo que al ver aquella luz se sintió más segura que nunca. Y que escuchó voces. Le decían que podía volver, que tenía dos hijos pequeños que la necesitaban, pero también le dijeron que tenía que decidirlo ella. Tenía que *elegir* volver a su vida. Le costó tomar la decisión de abandonar aquella protección y aquella tranquilidad tan absolutas para volver a su dolorosa existencia, pero al final decidió volver con nosotros, con sus hijos. Y cuando tomó la decisión notó cómo volvía de golpe a su cuerpo. Abrió los ojos y vio al personal médico, que ahora se cernía sobre ella, después de haberla resucitado.

Mi madre me explicó esa historia cuando yo todavía era una niña, solo tenía diez años. Más tarde me di cuenta, después de trabajar en el hospital de enfermos terminales, que mi madre había pasado por la clásica experiencia cercana a la muerte. Cuando mi madre pasó por aquella experiencia —antes de que las personas hablaran abiertamente de esta clase de incidentes y mucho antes de que Internet se convirtiera en la extensísima fuente de información que es—, mi madre no tenía ni idea de que muchas otras personas experimentaban un fenómeno parecido. Pero yo solía escuchar historias parecidas de mis pacientes los días previos a su muerte. Algunos, como le ocurrió a mi madre, veían una luz y experimentaban un sentimiento similar de consoladora tranquilidad, mientras que otros veían recreaciones del cielo o a familiares fallecidos. Uno de mis pacientes era un niño de siete años —no todos los hospitales para terminales aceptaban casos pediátricos, pero el nuestro sí— que padecía una extraña forma de cáncer de huesos. Mientras agonizaba le dijo a su madre que podía ver a su abuela, la madre de su madre, que había muerto algunos años antes. «Ve con ella», le dijo su madre guiándolo con generosidad precisamente hacia el lugar adonde no quería que se marchara.

Existen algunas explicaciones científicas sobre lo que ocurre durante las experiencias cercanas a la muerte (ECM). Por ejemplo, la falta de oxígeno puede provocar alucinaciones; el cerebro puede producir endorfinas que provocan esa sensación de paz; una disfunción del lóbulo temporoparietal, una zona del cerebro que contribuye a la percepción general que tenemos del cuerpo, puede provocar la sensación de estar fuera de nuestro cuerpo. Y, aun así, ninguna de estas teorías ofrece la prueba definitiva de que una experiencia cercana a la muerte no sea más que una fantasía provocada por un cerebro desconcertado, ni tampoco explican que todas esas historias se parezcan tanto. Algunas de las personas que investigan las ECM son médicos y neurocientíficos que, después de haber experimentado un incidente de ese tipo ellos mismos, sugieren que esos hechos revelan nuestra esencia, algo de nuestro interior inexplicablemente conectado a nuestro circuito neuronal.[67]

Yo creo que la parte de nosotros que se marcha es nuestro aspecto energético, también llamado espíritu o alma. El parecido entre todas las experiencias cercanas a la muerte me sugiere que cuando nuestra energía está abandonando nuestro cuerpo, experimentamos una breve conexión con el campo energético universal. Yo suelo llamar a ese campo «fuente», porque es precisamente eso —un punto de partida, una fuente, el origen—, pero otros lo llaman Dios o Yaveh o Alá o Brahma o, aquellos que sienten menos inclinación por el misticismo, campo del punto cero. Tal como ya hemos comentado, en la filosofía china lo llaman tao, que en general se puede traducir como «el camino». Lo cierto es que se puede llamar de cualquier forma, y de ninguna. Hay una explicación en la filosofía china que captura lo que estoy queriendo decir de una forma muy hermosa: «El tao del que se puede hablar no es un tao eterno».[68]

* * *

A medida que iba creciendo mi negocio de acupuntura, cada vez creía más en lo que hacía y también sentía más presión. Había llegado a Nueva York con una inyección de entusiasmo ingenuo: pensaba que haría cosas buenas, que ayudaría a las personas a curarse y que el mundo haría cola para apoyarme. Aunque en realidad no sentía tanta seguridad.

A pesar de que mis habilidades se expandían, todavía no había descubierto cómo manejarlas de una forma responsable. No era capaz de rechazar a ningún paciente, y eso significaba que daba las citas

---

67. B. Greyson, «Varieties of Near-Death Experience», *Psychiatry* 56, n.º 4 (1993): pp. 390–399.

68. Burton Watson, *Lao Tzu: Tao Te Ching* (Hackett Publishing Company Inc., Indianápolis, 1993).

seguidas y me dedicaba con más energía de la que tenía; estaba agotada y abrumada. Tampoco estaba bien equipada para llevar la parte financiera del negocio. Pasaba tanto tiempo construyendo una base de confianza y afinidad con los pacientes —creando una atmósfera para sanar en la clínica— que me costaba mucho cambiar de papel fuera de la consulta para tomar decisiones prácticas. Y eso acaba pasando factura. Lo que más me dolió es que un colega con el que había estado trabajando en un proyecto durante más de un año fingió que todo el trabajo lo había hecho él y puso en marcha un negocio que rivalizaba con el mío. Ahora ya he aceptado que en los negocios, igual que sucede en la vida, me encontraré con personas con potencial para ser impredecibles, pero en aquel momento sentí que me había atacado por la espalda.

Recuerdo un libro titulado *Conversaciones con Dios*[69] que una amiga se había dejado en mi casa. Yo lo había cogido y había hojeado la primera página, y descubrí que no podía dejarlo. El autor, a pesar de utilizar la palabra «Dios», ofrecía una orientación aconfesional y libre de crítica que conectó conmigo de una forma clarísima y sorprendente y, tiempo después me di cuenta, puso palabras a algunas de las experiencias más poderosas de mi trabajo energético.

Me puse en contacto con Neale Donald Walsch, el autor del libro, con la intención de proponerle un proyecto sobre la variedad de formas que tenemos de definir a Dios. Sin embargo, cuando al fin conectamos, hablamos sobre lo exhausta que me sentía y la ansiedad que me provocaba el futuro. En medio de nuestra conversación, quizá percibiendo que yo no estaba en un momento de mi vida en el que fuera a embarcarme en ningún proyecto, Neale me preguntó sin rodeos: «¿Necesitas un mentor?»

Y así comenzó nuestra enriquecedora relación de amistad.

* * *

69. N. D. Walsch, *Conversaciones con Dios*, Grijalbo, Barcelona, 1997.

A principio de la década de 1990, Neale acababa de cumplir los cincuenta años y le pasaron una serie de desgracias: un incendio destruyó su casa y perdió todas sus pertenencias, su matrimonio hizo aguas y sufrió un grave accidente de coche en el que se fracturó el cuello. Cuando se recuperó físicamente y fue capaz de mirar a su alrededor, vio que su vida estaba destrozada. Estaba solo, sin casa y sin trabajo. Empezó a vivir en una tienda de campaña a las afueras de Ashland, Oregón. Con el tiempo fue capaz de reunir el dinero suficiente como para alquilar una pequeña casita, y mientras vivía allí durante la primavera de 1992, Neale cogió una libreta y se puso a escribirle una carta cargada de ira a Dios, en la que se lamentaba de su mala suerte.

Y Dios le contestó.

«Para mi sorpresa, mientras escribía las últimas palabras de mis amargas preguntas sin contestación y estaba a punto de soltar el bolígrafo, mi mano siguió posada sobre el papel, como si allí hubiera alguna fuerza invisible»,[70] escribió Neale en lo que se convertiría en *Conversaciones con Dios*, el primer libro de una trilogía que desde entonces se ha traducido a treinta y siete idiomas. «... No tenía ni idea de lo que estaba a punto de escribir, pero en mi mente parecía empezar a formarse una idea, así que decidí dejarme llevar».[71]

Y lo que vino a continuación fue una sorprendente, fresca y perspicaz conversación en la que Neale hacía una serie de difíciles preguntas y alguien, algo, que él percibía como Dios, le ofrecía las respuestas que él anotaba, exactamente (tal como lo describió más tarde) como si fuera una persona escribiendo lo que le dictaban. El tono de su Dios no es amenazante, castigador ni abstracto, sino humano y accesible.

Una vez le pregunté a Neale, que por entonces había entrado en la setentena y desprendía una especie de atractivo celestial, por qué pensaba que su comunicador, aquella voz que le había hablado, había elegido llamarse Dios, un nombre que, en general, a algunas personas,

---

70. *Ibidem*, 11.

71. *Ibidem*.

entre las que me incluyo a mí, las hace vacilar. Mis reticencias están relacionadas con la iglesia metodista de mi infancia a la que iba mi abuela; ella y el resto de nuestra comunidad eclesiástica solían utilizar a Dios como representación y justificación de sus juicios, creando una sensación de fe punitiva. Yo me daba cuenta de eso a pesar de mi corta edad en Inglaterra. Y de adulta me he dado cuenta de que la religión, en general, puede ser muy limitante. En algunos casos, como ocurría con la iglesia metodista de mi infancia, se debe al dogma que va ligado a la historia de su fe; otras veces es porque la religión suele antropomorfizar lo que yo veo como una energía que es más amplia y más flexible en relación con nosotros. Aunque en general creo que todos estamos percibiendo lo mismo: existe una fuerza inteligente que nos rige en cierto modo. Tal como yo lo veo, esta fuerza, o campo energético —o fuente— es un poco más predecible porque también responde a lo que nosotros desprendemos con nuestros propios campos energéticos, individual o colectivamente.

Y en ese sentido, Neale contestó a mi pregunta diciendo que no tenemos por qué dejar de utilizar la palabra Dios, sino plantearnos cuál es el verdadero significado de la palabra. «¿Dónde está Dios en todo esto? —preguntó—. Esa es la pregunta a la que se enfrenta toda la humanidad. ¿Hay algo que no acabamos de comprender del todo ahí, la comprensión de lo que podría cambiarlo todo?»[72]

* * *

Le conté a Neale lo enfadada que estaba —lo absurda e irremediablemente furiosa que estaba— con el hombre que se había apropiado de mi trabajo, me había robado los clientes y había dejado mi negocio en un estado financiero precario. Le conté que aquella noche me había quedado despierta haciendo rechinar los dientes y pensando en cómo aquel hombre —alguien a quien yo había ofrecido generosamente mi

---

72. Neale Donald Walsch, en conversación con la autora, julio de 2017.

tiempo, mi energía y mi creatividad— me había quitado tanto. ¿Por qué me había sucedido?, le pregunté a Neale. ¿Qué diría Dios?

«Si yo fuera Dios —dijo Neale—, te diría que eres una malagradecida. Tienes muchas de las cosas que querías, tu primer libro es un éxito, has montado una consulta lo bastante sólida como para sobrevivir a esa clase de golpes. ¿Qué es lo que ese hombre te ha quitado en realidad? ¿Y si esta persona ha aparecido en tu vida para que puedas aprender a perfeccionar tus ideas y desarrollar una auténtica forma de comunicárselas a los demás?»[73] Básicamente, Neale me animó a sentirme agradecida por todo lo que ya tenía, pero también, y curiosamente, por el hecho de que aquel hombre hubiera entrado en mi vida. «La gratitud es la parte más importante, la herramienta más importante de nuestra caja que nos han dado para superar la experiencia humana —dijo—. Aquello a lo que ofreces resistencia persiste. Pero las cosas que miras con gratitud dejan de ser ilusorias».[74]

Al final comprendí que lo que Neale estaba diciendo estaba anclado en una fe más profunda de la que yo tenía. Como Dios —o el tao o la fuente o como prefieras llamar a ese apoyo divino— le explicó a Neale, el proceso de construir nuestras vidas «debe incluir convicción, o conocimiento. Eso es la fe absoluta. Eso está más allá de la esperanza… Ese lugar del conocimiento es un lugar de una intensa e increíble gratitud. Es un *agradecimiento por adelantado*. Y eso, tal vez, es la mayor clave de la creación: ser agradecido *antes*, y por la creación».[75]

Neale lleva el concepto de gratitud un paso más allá y le da un giro terapéutico. Dice que no solo es importante ser agradecido durante los traspiés y las tragedias, sino que ese acto te ayudará a avanzar. «Cuando dejamos de resistirnos a lo que creemos que no es bien recibido en nuestras vidas, el cambio en nuestra energía interior empieza a impac-

---

73. *Ibidem.*

74. *Ibidem.*

75. N. D. Walsch, *Conversaciones con Dios*, Grijalbo, Barcelona, 1997.

tar en la circunstancia exterior de una forma que puede ser salvadora —me dijo Neale—. Puede dar la vuelta a las cosas».

Y entonces me resultó muy sencillo olvidarme del resentimiento que me había atormentado durante un año. Me serví una copa de vino, la alcé en honor del hombre que me había estafado y dije: «Gracias». Y lo decía en serio. Al final entendí que, aunque el camino había sido difícil, todo era como debía ser. Era un consejo tan simple que me provocó profundos efectos. A fin de cuentas, aquel hombre no me había quitado nada esencial. Y aquello me ayudó a ver con claridad que me sentía agradecida por la vida que ya llevaba. De vez en cuando me enteraba de alguna nueva forma en que utilizaba mi trabajo para promocionar su negocio y, aunque cada nueva traición me dejaba sin aire en los pulmones, siempre era capaz de superar mi rabia y sentirme agradecida.

Además de la gratitud, tener la capacidad para creer en algo es otra de las cosas que genera un gran impacto en la vida de las personas. «La capacidad para creer trae a nuestras vidas lo que esperamos que atraiga», me explicó Neale. Y resultó ser verdad cuando yo me dejé ir. Cuando conseguí creer que aquel hombre no tenía la capacidad para despreciarme, bueno, ya nunca fue capaz de despreciarme. Yo le había estado dando el poder de hacerlo, y ahora se lo estaba quitando. Pero en un sentido más profundo, para mí lo de creer significaba rendirme al misterio de la energía que sentía recorrerme en la consulta, que, como he acabado por descubrir, extraigo de la fuente. Me di cuenta de que necesitaba aceptar que era una fuerza positiva a la que no debía temer ni a la que debiera intentar controlar.

La gratitud y la capacidad para creer no son compatibles con ninguna clase de anhelo porque, en eso, existe un pensamiento original u oculto, lo que Neale (o el Dios de Neale) llamaría Pensamiento Patrocinado. Ese pensamiento original —de que eres, pongamos por caso, una persona incapaz de conseguir lo que quiere o está abocada a la tragedia— se acaba convirtiendo en la realidad. Puede parecer una especie de acertijo, pero el principio básico es que la capacidad para creer y la gratitud deberían venir de un lugar donde *ya* hubiera, que es lo contrario de querer más. Si estamos pidiendo algo —*por favor, haz que dejen de pasarme cosas malas*— estamos enviando el mensaje de que estamos en un estado de deficiencia y, por tanto, eso es lo que el universo nos devolverá. Sin embargo, si vivimos en un estado de gratitud, le estamos diciendo al universo que ya tenemos lo que queremos. En este sentido, la fuente está conversando con nosotros, contribuyendo a dar forma a nuestras vidas.

«Tú eres una gran máquina de creación y estás produciendo una nueva manifestación literalmente tan rápido como piensas[76] —nos advierte el Dios de Neal—. Los sucesos, las ocurrencias, los acontecimientos, las condiciones, las circunstancias, todos se crean a partir de la conciencia. Y la conciencia individual es muy poderosa. Imagina la clase de energía creativa que se desata cuando dos o más personas se reúnen en mi nombre. ¿Y la conciencia de la masa? Pues es tan poderosa que puede provocar acontecimientos y circunstancias con repercusiones a nivel mundial y planetaria. No sería exacto decir —no en el sentido al que tú te refieres— que eres tú quien elige esas consecuencias. Tú ya no las eliges [*sic*] más que yo. De la misma forma que yo, tú las estás observando. Y decidiendo quién eres respecto a ellas».[77]

Inicialmente, esto es un tema de percepción: si empezamos a ver las cosas de una forma más positiva, es probable que nos sintamos mejor. Pero, una vez cambiamos de verdad nuestras emociones, también estamos creando una realidad nueva. (Y esto es, en esencia, lo que está rastreando el Global Consciousness Project con su red de REG mundial.) Es decir, todos estamos proyectando información al mundo que tiene el poder de modificar no solo nuestras vidas, sino también nuestras circunstancias colectivas. La clave es que tienes que sentir de verdad el cambio hacia la gratitud, no puede ser un pensamiento repetitivo o una táctica.

---

76. *Ibidem*, 23.
77. *Ibidem*, 38.

También me di cuenta de que yo estaba interactuando con la fuente y provocando cambios en mi clínica. Cuando estaba con Andrew, mi paciente con cáncer de próstata, y sentía cómo me recorría la energía —ese hormigueo que me resbalaba por la columna—, recuerdo que si pensaba para mis adentros algo como: «Por favor, haz que Andrew se recupere» o, básicamente, cuando pedía que el poder lo curase, la sensación se reducía o desaparecía del todo. Pero si conseguía distraerme —y desprenderme de mi Pensamiento Patrocinado, que transmitía sensación de necesidad—, la energía volvía a fluir a través de mí con intensidad. Ese pensamiento que hay detrás del pensamiento que Neale me enseñó, y que ahora creo firmemente que es «la energía pura que acciona el motor de la experiencia humana».[78]

Y, como Neale me explicó, todos los Pensamientos Patrocinados —realmente todos los pensamientos humanos, y cada palabra y acto— están basados en el miedo o en el amor. «El miedo es la energía que se contrae, se cierra, se encoge, se esconde, se acumula, lastima —dijo—. El amor es la energía que se expande, se abre, se transmite, revela, comparte, sana. Y puedes elegir con libertad entre cuál de las dos elegir.»

Aquello fue tan esclarecedor para mí —tan sincero y, al mismo tiempo, con tal capacidad para cambiar vidas— que tomé una decisión consciente antes de tomar cualquier decisión de ese momento en adelante, en especial las de negocios, pues eran las que no siempre conseguía basar en el instinto. Incluso empecé a llevar una goma elástica en la muñeca de la que pudiera estirar siempre que tenía que tomar una decisión, para mantenerme alerta sobre la cuestión esencial: ¿amor o miedo?

* * *

Y sin embargo, a pesar de esas significativas revelaciones, no dejo de llegar al mismo desafío cuando converso con Neale. Si existe un Dios,

---

78. *Ibidem*, 165.

o una fuente, algo que quiere responsabilizarse de nosotros de formas positivas, ¿por qué les ocurren cosas tan horribles a las buenas personas? Si me considero una persona agradecida, y elijo el amor al miedo, ¿eso me protegerá? ¿Había elegido el miedo cuando le había ofrecido trabajo al hombre que terminó robándome el trabajo? ¿Mi madre se había instalado en el miedo cuando peleaba por superar sus depresiones? Aquel hombre irlandés del hospital para enfermos terminales había parecido una persona tan agradecida como cualquiera que yo conociera. Y, sin embargo, murió a una edad en la que la mayoría de las personas están empezando a construir sus vidas y sus familias.

Las respuestas concretas fueron: sí, elegiste el miedo cuando te obsesionaste con la idea de que aquel hombre te había humillado y engañado. Tu madre actuaba con miedo porque había percibido el mundo como un lugar hostil basándose en su complicada infancia, cosa que la condujo a la depresión. ¿Cómo sabes que aquel hombre irlandés no tuvo una muerte apacible en su casa porque era un hombre agradecido? Elegir entre el amor y el miedo no nos protege de los conflictos de la vida, pero influye en la forma que tenemos de reaccionar a las cartas que nos han tocado, y en la forma en que el universo nos rodeará con su energía.

La respuesta más amplia era: somos uno. Somos aspectos de una misma cosa. Estamos aquí, cada uno en su propia encarnación física, pero unidos por una misma fuente. Experimentamos la dualidad —el yin y el yang, la materia y la energía, el bien y el mal— por la fuente, y por nosotros, para que comprendamos todo el espectro de la experiencia humana. Según la filosofía china, como ya he mencionado, todos los aspectos del mundo tienen un opuesto: yin es la cara oscura de la montaña, mientras que el yang es la luz. Los dos aspectos, el yin y el yang, están siempre en un estado de equilibrio dinámico en la vida y, por tanto, siempre sutilmente —o a veces no tan sutilmente— cambiantes. Este fenómeno también podría describirse como un intercambio cambiante entre la fuente y nosotros y entre unos y otros.

Y esta, y por casualidad, es otra de las formas en la que la religión y la energía divergen. La religión propone un poder superior, un poder independiente de nosotros, que crea, en palabras de Neale, «una teología independiente: Dios está allí y nosotros aquí, cosa que crea una cosmología independiente, que a su vez produce una separación psicológica —yo estoy separado de todos los demás— que produce una separación sociológica —sociedades enteras que creen que son independientes— y que, inevitablemente, produce una separación patológica observable en la especie humana desde el comienzo de la historia humana. El pensamiento más dañino y la creencia o la confusión más crítica de los seres humanos es la idea de la separación. La solución es abrazar por lo menos la noción de que todos somos uno».[79]

Un día, mientras hablábamos de esto, Neale levantó la mano con los dedos separados. «¿El hecho de que mis dedos estén pegados a una mano los convierte en elementos no individuales? —preguntó con la mano extendida—. El hecho de que todo esté conectado no hace que los dedos dejen de ser completamente individuales. La unidad no elimina la individualidad». Aquello fue crucial para mí. Mientras trabajaba mi agradecimiento y tiraba de la goma elástica que llevaba en la muñeca para esforzarme en elegir siempre el amor, a veces también me preocupaba que otros pudieran aprovecharse de mí debido a mi trabajo energético. (Cosa que, tal como señaló Neale, significaba que yo estaba eligiendo el miedo.) Pero la idea de la individualidad me ayudó a comprender cómo debía tener la unidad en mente y establecer límites.

Cuando forjaba los vínculos energéticos solidos con mis pacientes, me costaba comprender dónde terminaba yo y dónde empezaban los demás. Necesitaba aquel recordatorio crucial de que, a pesar del hecho de que todos formamos parte de lo mismo, no somos todos iguales, que una persona puede actuar por miedo mientras que otra puede hacerlo por amor, y que forjar cimientos de autoprotección psicológica y energética era necesario. Desde entonces he sido bastante capaz de moverme

---

79. Neale Donald Walsch, en conversación con la autora, julio de 2017.

de forma fluida entre el amor trascendental que siento cuando estoy en la clínica —que es la sensación más pura que he sentido en mi vida, algo que ni siquiera he experimentado en mis lazos familiares más íntimos— y las interacciones ordinarias y escabrosas del día a día. Una requiere un sentimiento de fe inquebrantable; la otra requiere una clara visión de mis necesidades y la disposición a comunicarlas honestamente.

* * *

En *Conversaciones con Dios*[80] hay un momento en el que Dios explica cómo los pensamientos crean una forma de energía sutil pero influyente. Sugiere que una vez se ponen en marcha los pensamientos negativos, en particular cuando han tomado forma física, como la enfermedad, hay que cambiar la perspectiva para darle la vuelta a la situación. Aquello me llamó la atención porque coincidía con el concepto de estancamiento de la medicina china, cuando la energía se quedaba estancada debido a las emociones extremas no expresadas.

Mientras leía, el corazón empezó a latirme un poco más rápido, pues las palabras tomaron un cariz un poco más personal para mí: «Los sanadores tienen esa clase de fe —escribe Neale—. Es una fe que se convierte en un Conocimiento Absoluto… Este conocimiento también es un pensamiento, y es muy poderoso. Tiene el poder de mover montañas, por no hablar de las moléculas de nuestro cuerpo».[81] Aunque era la tercera vez que leía el libro, no recordaba haber leído aquel pasaje. Sin embargo, aquella vez, dado que yo había empezado a considerar la energía que extraía del universo como una fuerza muy potente, me impactó mucho la profundidad de aquellas palabras. Interpreté aquel pasaje como un grito de guerra: creo que soy capaz de canalizar la energía procedente de una fuente que ofrece el poder de sanar, y es mi privilegio y mi responsabilidad ayudar a otros.

---

80. N. D. Walsch, *Conversaciones con Dios*, Grijalbo, Barcelona, 1997.

81. *Ibidem*, 165.

* * *

Con Neale como mentor había aprendido una lección espiritual, pero también había emergido con una visión más clara de aquello a lo que estaba accediendo con mi trabajo energético y de acupuntura. Neale me ayudó a confiar en lo que yo había intuido como practicante: que estamos comunicados con la fuente, ese campo de energía superior, más a menudo de lo que creemos. Dar el salto de fe necesario para creer en aquello fue, tal vez, la tarea que me resultó más complicada, pero, dadas mis experiencias en el hospital para enfermos terminales y con mis pacientes de la consulta, estaba preparada para darlo.

Aun así, como tenía más ganas que nunca de encontrar más puntos desde los que comprender el papel que juega la energía en nuestras vidas, me puse en contacto con otras personas que habían vivido experiencias similares con esta energía además de aquellas que estaban estudiando su existencia. En aquel momento también había empezado a estudiar física cuántica. Y justo cuando estaba empezando a atisbar una imagen de conjunto —en la que la parte espiritual y la científica empezaban a integrarse— conocí a Kiran Trace. Una vieja amiga de la escuela de acupuntura, que en ese momento era una respetada psicóloga y practicante de medina china, me mencionó a Kiran y me explicó que las dos compartíamos el interés por esa intersección entre la ciencia y la espiritualidad. Ella ya había acudido a Kiran en busca de consejo y creía que quizás ella podría compartir conmigo sus perspectivas sobre la medicina energética. Yo confiaba ciegamente en aquella amiga, así que me puse en contacto con Kiran de inmediato.

Kiran se definía como *coach* de vida y maestra, pero para mí también era una conexión entre las interpretaciones espirituales y científicas de la energía. Aunque yo ya había recorrido un largo camino con Neale y había desarrollado una firme creencia en ese campo de energía universal, o la fuente, seguía teniendo dificultades para comprender la función general que tenía en el mundo. Me había hecho cierta idea de la función que hacía en la curación —eso ya lo había experimentado por mí misma—, pero ¿cómo interactuábamos con esa fuente en la vida cotidiana? ¿Qué aspecto tenía? Era un concepto tan impreciso que me costaba darle forma.

Pero Kiran encarna esa idea, literalmente. Permitid que me explique: en 2005 Kiran experimentó un despertar. Estaba sentada en la cama, poniéndose los zapatos, y pensó: «Realmente no somos conscientes de lo hermosos que son nuestros cuerpos, están llenos de luz».[82] Fue un pensmaiento extraño y no estaba segura de cómo le había venido a la cabeza, pero resultó que sería el último que albergaría en su vida tal como la conocía hasta entonces. Cuando levantó los ojos, «miré la pared y no había pared, no había habitación, en ese momento hasta la luz había desaparecido —me dijo—. Y me quedé con el pensamiento y nada más».[83]

Tal como me explicó, «en lugar de ver la pared de mi habitación, lo único que veía era una elección. Solo veía la elección de ver aquel espacio como una pared. Veía una profunda y colectiva historia de elecciones en las que aquel espacio en particular había sido visto como una "pared"».

Kiran cree que en ese momento se desprendió de una especie de filtro de su mente y, con él, de la sensación de ser una entidad independiente. «¿Sabéis que en la escuela nos enseñan que todo está compuesto por átomos?[84] —escribe en su libro *Tools for Sanity*[85]—. Un átomo está formado por un electrón que circula alrededor de un neutrón, atraído magnéticamente al protón de su interior, y todo está hecho de estos átomos que se mueven por el espacio. Las cosas solo parecen ser una pared o una mesa, pero en realidad están hechas de un extenso espacio

82. Kiran Trace, en conversación con la autora, julio de 2017, Nueva York.

83. *Ibidem.*

84. Kiran Trace, *Tools for Sanity: Peace, Freedom and Fulfillment in Every Moment* (Mystic Girl in the City, 2013), 28, Kindle.

85. Kiran Trace, *Tools for Sanity: Peace, Freedom and Fulfillment in Every Moment* (Mystic Girl in the City, 2013), Kindle.

hecho de átomos. Yo podía ver el espacio que había dentro de las paredes y las mesas. Las cosas empezaron a parecerme más cuánticas, más como elecciones, como potencial: energía potencial, espacio que se traduce en formas».[86] La «energía potencial» que describe me recuerda al tao, el vacío del que fluye el universo.

Sin embargo, para Kiran aquello no fue una revelación espiritual. «Yo enseño realidad, no espiritualidad»,[87] te diría; era más bien como si de pronto fuera capaz de ver el mundo en su vacío original, desprovisto de forma. Y fue tan drástico que lo describe como una muerte. «Recuerdo ir paseando por la calle un par de días después de morir[88] —escribe—. Estaba observando toda aquella locura, sintiéndome como la única persona sobria en un mundo de borrachos locos... Ni siquiera sabía hablar. Tenía la sensación de que todas las palabras que pronunciaba era [re-crear] el infierno que había aprendido a explicar desde mi identidad equivocada».[89]

Al final Kiran aprendió a asimilar lo que había ocurrido y el lenguaje de aquel otro mundo. Ella cree que está funcionando desde el nivel más básico de la identidad, que es desde donde ella sugiere que funcionamos todos, pero que no nos damos cuenta porque no somos capaces de ver más allá de nuestras propias identidades y egos, o de nuestros «cuerpos de dolor», como los llama Kiran. En ese nuevo lugar —un vasto vacío que es un sueño en sí mismo— se sentía como si estuviera viendo una película en la que salían, por ejemplo, Brad Pitt y Angelina Jolie conduciendo su coche. «Estás sentada en el cine y sabes que solo es una proyección de luz lo que genera las imágenes y que en realidad no hay ningún actor frente a ti —dice—. Así es como me di cuenta de que el mundo también era una representación».

---

86. *Ibidem*, 28.

87. Kiran Trace, en conversación con la autora, julio de 2017, Nueva York.

88. Kiran Trace, *Tools for Sanity: Peace, Freedom and Fulfillment in Every Moment* (Mystic Girl in the City, 2013), 893, Kindle.

89. *Ibidem*, 897.

En mis estudios sobre las culturas antiguas había aprendido que los chamanes sudamericanos habían creído desde hacía muchos años que el mundo es una proyección de nuestros sueños, por lo que aquel concepto de la realidad proyectada no me era del todo desconocido. También hacía poco que había descubierto en mis investigaciones científicas que algunos de los mejores físicos del mundo tenían la teoría de que nuestra realidad física era una proyección —como un holograma—, y que lo que percibimos como una realidad tridimensional está metida dentro de una superficie bidimensional en un extremo del universo.

«La idea es parecida a la de los hologramas tridimensionales normales, que están codificados en una superficie bidimensional, como el holograma que hay en las tarjetas de crédito»,[90] tal como lo describe Kostas Skenderis, profesor de ciencias matemáticas en la Universidad de Southampton. «Sin embargo, en esta ocasión, es todo el universo lo que está codificado».[91] En otras palabras, el mundo aparentemente sólido que nos rodea y la dimensión del tiempo son la proyección de una información contenida en una superficie bidimensional.[92]

Como podéis imaginar, esta no es una hipótesis fácil de demostrar, pero Skenderis formaba parte de un equipo que proporcionó la primera prueba de que nuestro universo podría ser un vasto y casi incomprensible holograma. Los investigadores de la Universidad de Southampton (Reino Unido), la Universidad de Waterloo (Canadá), el Perimeter Institute (Canadá), L'Istituto Nazionale di Fisica Nucleare (INFN) de Lecce (Italia), y la Universidad de Salento (Italia) publicaron sus descubrimientos en el *Physical Review Letters*.[93] Los avances en la construcción de telescopios y otros instrumentos de detección han permitido que los científicos extraigan infor-

---

90. «Study Reveals Substantial Evidence of Holographic Universe», University of Southampton, https://www.southampton.ac.uk/news/2017/01/holographic-universe.page.

91. *Ibidem.*

92. S. W. Hawking y T. Hertog, «A Smooth Exit From Eternal Inflation?» *Journal of High Energy Physics* 147 (2018).

93. N. Afshord y otros, «From Planck Data to Planck Era: Observational Tests of Holographic Cosmology», *Physical Review Letters* 118 (2017).

mación oculta en el «ruido blanco» del universo, también conocido como el fondo cósmico de microondas, o el resplandor posterior al Big Bang.

Como Skenderis explicó a los investigadores cuando su estudio se publicó en enero de 2017, «la holografía es un gran salto adelante en la forma que tenemos de pensar sobre la estructura y la creación del universo. La teoría de la relatividad de Einstein explica muy bien casi todo lo que existe en el universo a gran escala, pero empieza a desmontarse cuando examinamos sus orígenes y mecanismos a nivel cuántico. Los científicos llevan décadas trabajando para combinar la teoría de la gravedad de Einstein y la teoría cuántica. Hay quien piensa que el concepto de un universo holográfico tiene el potencial de reconciliar ambas cosas. Espero que nuestra investigación nos ayude a dar otro paso adelante».[94]

De hecho, la última teoría del famoso cosmólogo Stephen Hawking, que presentó antes de su muerte, pero que se hizo púbica de forma póstuma en *The Jounal of High Energy Physics* en marzo de 2018, abraza esta idea de un universo holográfico, y propone que no estamos proyectando una dimensión espacial sino que estamos proyectando desde la dimensión del tiempo anterior al Big Bang.[95] Antes de morir, Hawking afirmó: «No somos atraídos por un único universo, sino por una cadena más pequeña de posibles universos».[96]

Si la realidad que percibimos es más holográfica de lo que entendemos, entonces Kiran, como si fuera un personaje de *The Matrix*, es capaz de ver el espacio que hay detrás de esa ilusión. La experiencia de Kiran me sugiere que la vida emana de un campo energético unificado lleno de información. Nos comunicamos con ese campo a través de nuestros pensamientos, sentimientos, palabras y acciones, y al hacerlo no solo afectamos nuestras propias vidas, también las de los demás.

---

94. A. Beall, «Theory Claims to Offer the First "Evidence" Our Universe Is a Hologram», *Wired*, http://www.wired.co.uk/article/our-universe-is-a-hologram.

95. S. W. Hawking y T. Hertog, «A Smooth Exit from Eternal Inflation?» *Journal of High Energy Physics* 147 (2018).

96. *Ibidem.*

* * *

Con el tiempo, Kiran no solo ha aprendido a vivir con su perspectiva única de la vida, también ha descubierto cómo utilizar su conciencia para ayudar a los demás. Y aunque Kiran no se considera una sanadora, yo aprendí mucho sobre sanación de ella.

«Esta vasta y espaciosa inteligencia no es inmóvil —me explicó Kiran—. Y cuando se mueve a veces puede asumir formas energéticas densas, como una herida, dolor, alguna clase de dolor en nuestro sistema. Podemos sentir ese dolor física, emocional y mentalmente. Ese dolor tiene una voz, un bucle muy agresivo en tu cabeza, y nos dice toda clase de cosas aterradoras… Ese es el auténtico motivo por el que experimentamos carencias y limitaciones: debido a esta continua historia de miedo que tenemos siempre en la cabeza».

A lo largo de mi experiencia como acupunturista he visto a muchos pacientes superados por las emociones al insertarles la primera aguja. Y siempre dicen: «No sé por qué me siento tan triste», mientras sollozan en la camilla de mi pequeña consulta. Yo creo que la memoria no existe solo en nuestro cerebro, también está presente a nivel celular en nuestros cuerpos. Cuando mis pacientes se sentían abrumados por la tristeza durante una sesión de acupuntura, parecía que yo hubiera tocado un trauma emocional, la «densa forma energética» que describía Kiran pero que la medicina china entiende como estancamiento del qi. Y creo que al liberarla los pacientes expresaban el dolor —tanto emocional como energético— que había estado atrapado allí. En realidad, un estudio que llevó a cabo un grupo de investigadores de la Universidad de California en Los Ángeles, en el año 2015, demuestra que en los núcleos de las células se pueden almacenar trazas de memoria y pueden liberarse mediante un pequeño estímulo, cosa que indica que los recuerdos pueden almacenarse, casi literalmente, en el cuerpo.[97]

---

97. S. Cosier, «Could Memory Traces Exist in Cell Bodies?» *Scientific American*, 2015, https://www.scientificamerican.com/article/could-memory-traces-exist-in-cell-bodies/.

Kiran toma una ruta distinta para encontrar esos puntos de energía estancada. Ella tiene la capacidad de visualizar los bloqueos en los cuerpos de las personas. «Todo el mundo me resalta cosas diferentes y así es como sé en qué tengo que trabajar —me dijo—. Yo los guío para que centren su conciencia allí donde se ha creado el obstáculo. Puedo percibir un destello de dolor, un problema entre alguien y su pareja, por ejemplo, pero normalmente el obstáculo tiene raíces mucho más profundas. Las recorremos juntos. Hablamos sobre el momento en el que comenzó ese patrón, como lo programaron en sus sistemas».

Hablo habitualmente con Kiran. Su perspectiva tan única me ayudó a afrontar los problemas a medida que mi negocio iba creciendo. Pero, como con cada paso del viaje, yo debía ajustarme. La primera vez que lo consulté con Kiran, me informó de que tenía un bloqueo en el plexo solar, localizado en la parte superior del abdomen. Me dijo que procedía de mi infancia, del miedo que tenía por mi supervivencia, pero yo creía que, si hubiera tenido un bloqueo allí, yo lo habría sabido; a fin de cuentas, yo me dedicaba a revelar aquellas cosas a mis pacientes. Así que la escuché con educación mientras me explicaba que podía ver aquel estancamiento y no le di mayor importancia. Pero más tarde, cuando estaba en casa, empecé a pensar en cuando era pequeña, acurrucada en posición fetal, con las manos posadas sobre el abdomen, mientras mi madre me golpeaba. Estaba protegiendo de forma instintiva la zona en la que Karen me había dicho que tenía el dolor. Y me di cuenta de que si tenía algún punto débil era la parte superior del abdomen. Yo había sufrido alergias alimentarias y problemas digestivos toda la vida. En diferentes momentos de mi vida me habían diagnosticado desde pólipos en la vesícula hasta hernia de hiato. Y me di cuenta de que todos los problemas estaban localizados en la zona del plexo solar. ¿Podía ser que hubiera almacenado un montón de energía negativa en aquella zona de mi cuerpo? ¿Tendría una densidad almacenada, y liberarla podría mejorar mi salud?

Cuando por fin me rendí y le reconocí a Kiran que pensaba que tenía razón, ella me enseñó a mover esa energía. Me enseñó a concentrarme en un recuerdo que me provocara felicidad. Repasé una serie de recuerdos en busca de alguno que me provocara una sensación de calidez y seguridad, sintiéndome un poco angustiada al descubrir lo mucho que tuve que esforzarme, hasta que al final encontré algo. En una pequeña esquina de mi casa había una ventana manchada. Cuando era pequeña me escondía debajo de esa ventana y, cuando brillaba el sol, se proyectaba a través del cristal un haz de luz roja y yo me acurrucaba bajo su luz. Siguiendo las instrucciones de Kiran, recordé la calidez y el consuelo que me provocaba aquel haz de luz roja, y después la imaginé dirigiéndose hacia mi plexo solar. E imaginé esa cálida energía consoladora colisionando contra la densidad del dolor y el nudo empezó a deshacerse. Al principio los cambios eran imperceptibles, pero con el tiempo mi malestar abdominal fue aminorando, y un día me di cuenta de que ya no lo notaba con tanta intensidad.

Lo que me enseñó Kiran —algo que, si tengo que ser sincera, ya debería haber sabido gracias a mi trabajo como acupunturista— es que no se puede desplazar la energía estancada mediante la fuerza o la coacción. Solo se puede mover con ternura y amor. Y Kiran cree —y es algo muy parecido a la idea de Neale sobre esa elección entre el miedo y el amor— que es muy propio de la naturaleza humana el aferrarse al dolor en vez de a la felicidad. Tanto Kiran como Neale mantienen que esa fuente reacciona a esas elecciones y a la energía resultante.

Ahora Kiran existe en un yo «separado de todos los demás». Tiene mayor acceso a la elección, al espacio, al campo conectado de la unidad que recuerda a la paz y a la inmensa luz que describían mis pacientes del hospital para enfermos terminales. Yo comprendo este concepto a nivel intelectual, y soy capaz de sentir esa relajación y esa paz cuando estoy hablando con ella, incluso aunque no siempre la experimente. Pero puedo acceder a ella a través de mi trabajo como sanadora.

Sin embargo, cuando conecto mi perspectiva espiritual con la ciencia, tengo una mayor sensación de comprender tanto de la sanación energética como de la vida en sí misma. Allá donde la espiritualidad asume que el mundo es vasto e infinito, la ciencia busca definir y limitar, discernir solo aquello que es mensurable, aunque en el fondo ambas disciplinas busquen lo mismo. Las dos tratan de comprender el universo.

SÉ TU PROPIO SANADOR

Asentarse y abrirse

Algunos sanadores utilizan rituales para protegerse de la energía que consideran negativa. A mí eso siempre me ha parecido el reflejo de un miedo subyacente (que es más susceptible de provocar restricción y contracción). Este ejercicio está diseñado para ayudarte a asentarte y abrir tu cuerpo con el objetivo de conectar con la vasta matriz de inteligencia que hay en el campo que te rodea y en tu interior, un campo que yo llamo la fuente, pero al que también se puede llamar Dios o tao. La fuente fluye por tu interior, de forma que nunca te separas de ella, aunque a veces puedas tener la sensación de que es así. Esta visualización ayuda a fortalecer la conexión.

- Ponte en pie con los pies separados a la altura de los hombros y los brazos extendidos a ambos lados del cuerpo. Flexiona un poco las rodillas y reparte bien el peso del cuerpo hasta que te sientas estable.
- Inclina la pelvis ligeramente hacia delante y estira la columna vertebral.
- Centra tu conciencia en la base de la columna vertebral e imagina un cordón de energía, como un rayo láser, que se desplaza desde la base de tu columna vertebral hasta el interior de la tierra. Siente el contacto de tus pies con el suelo, y advierte que te sientes un poco más pesado y más asentado.
- Imagina una bola de luz brillante sobre ti y después visualiza esa luz entrando en tu cuerpo por tu coronilla. Siente cómo la luz te llena el cuerpo y se extiende por tu tronco y las extremidades.

A medida que vayas practicando este ejercicio, es posible que vayas empezando a sentir tu conexión con la energía de la fuente. Y, según mi experiencia, cuanto más lo practiques, más inteligente te resultará esa energía. Por ejemplo, últimamente, cuando pierdo las llaves (cosa que parece ocurrirme a menudo), me coloco en esta postura, me asiento, conecto y pido orientación. Y siempre encuentro las llaves poco después.

4

EN EL LABORATORIO

Un precioso día de verano de 2017, Bill Bengston, un profesor de sociología del St. Joseph College, subió al escenario del auditorio de Yale y le presentó al público a un físico de 87 años, Robert Jahn, un hombre que por aquel entonces estaba un poco frágil pero no por ello menos decidido a conseguir su objetivo. El público lo recibió con calidez y admiración: Jahn era un gigante en su campo. (Por desgracia, Jahn moriría solo cinco meses después de este evento.) Yo asistí a la trigésima sexta conferencia anual de la Society for Scientific Exploration (SSE), que en aquella ocasión se celebraba en la Universidad de Yale. Allí se habían congregado un grupo de científicos, físicos, psiquiatras, ingenieros y filósofos, todos unidos por el interés en las investigaciones científicas desarrolladas más allá de los límites convencionales. Ya se habían celebrado presentaciones sobre la coincidencia, el dolor en las extremidades fantasma y las experiencias extracorporales. Sin embargo, como aquellas conferencias se ofrecían dentro del ámbito académico, se amparaban bajo títulos sobrios que mantenían a raya sus excéntricos temas: «Dogma, herejía y la religión de la ciencia: ¿ha llegado la hora de reformar el empirismo?»; «Una réplica a multifrecuencia de los experimentos megaREG»; «Un emergente paradigma nuevo para la medicina complementaria».[98]

---

98. «SSE Conferences», The Society for Scientific Exploration, consultado el 1 de mayo de 2017, https://www.scientificexploration.org/2017-conference.

El público estaba formado, mayoritariamente, por profesores e investigadores que habían asumido un gran riesgo profesional al divergir de los senderos académicos prefijados para explorar el mundo esotérico. (Aunque todos los miembros con experiencia aconsejaban a los académicos jóvenes con una inclinación mística que obtuvieran una plaza de profesor primero.) Estas personas, a las que les habían enseñado que debían reunir pruebas analíticas antes de redactar sus teorías, habían aplicado los rigores de la ciencia y la investigación a la curación energética. Es una suma de contrarios, como intentar llenar un vaso con intuición, y, como tal, es el camino que más resistencias encuentra entre las sagradas paredes del mundo académico.

Sin embargo, en la conferencia de la SSE, aquellos científicos radicales estaban entre iguales. El público se puso en pie tras el discurso de Jahn, que había sufrido las sospechas de muchos de sus colegas de Princeton cuando encabezó la «anómala» investigación —tal como los integrantes de la SSE describen su trabajo— que tanto había inspirado a las personas que estaban reunidas en aquella sala. Bengston, que estaba junto a Jahn en el escenario, ofrecería otra conferencia más tarde —«El Proyecto de Curación de Ingeniería Inversa»— en la que detallaría experimentos en los que les habían inyectado células cancerosas a un grupo de ratones y después los habían curado con una técnica energética aplicada solo con las manos. Hay que tener mucho valor para perseguir una carrera de esa clase e insistir en llevar a cabo experimentos en laboratorios que la ciencia convencional rechaza de plano. Aquel fue el momento de honor de Jahn, pero también estaba pasando el testigo: en Bengston había encontrado un seguidor incondicional, un visionario místico con curiosidad científica que avanzaba en su trabajo experimental concentrado en la curación.

Bengston es una persona muy objetiva, y está preparado para afrontar los inevitables prejuicios. Tiene una actitud muy práctica, a veces hasta le divierte la elusiva naturaleza de la curación en general. «El mensaje que debemos llevarnos a casa es que nos lo estamos inventando todo —advierte con una sonrisa traviesa mientras imparte su curso, «El

Método de Curación Energética de Bengston»——. Es como ir en busca de una opinión médica y que te digan que busques una segunda opinión. ¿Y eso qué significa? Que nos lo estamos inventando. La medicina convencional suele ser una serie de las mejores intuiciones. Sabemos muy poco sobre la curación convencional y la no convencional. Diferentes personas te dirán diferentes cosas. Pregúntenles a todos». Él no busca a Dios, ni la gloria, ni la fortuna (dice que una vez curó a un hombre que tenía cáncer de cuello a cambio de unos calabacines de su huerto), pero, como les ocurre a todas las personas que he conocido a lo largo de este camino, está atrapado. A lo largo del transcurso de su carrera de cuatro décadas, afirma no solo haber tratado a los ratones (en el laboratorio), sino también humanos (en la vida real) con diferentes clases de cáncer —de hueso, de pecho, de cerebro, y de páncreas entre otros—, además de una gran variedad de otras enfermedades menos graves. (Hablé con una mujer de 68 años que se había tratado con Bill —lo había conocido gracias a su marido, que era médico de familia— de cáncer de páncreas en etapa IIB. A pesar de que según su diagnóstico solo le quedaban algunos meses de vida, ya lleva casi un año sin tener cáncer.) Y en lo que Bill está más interesado es en saber *cómo* ocurre esto.

* * *

Conocí a Bill a través de Kell Julliard, que por aquel entonces era el director de investigación del NYU Lutheran Medical Center (ahora se llama NYU Langone Hospital-Brooklyn) en el año 2004. Yo había montado un programa de acupuntura en el ala de partos de ese hospital hacía una década y había seguido manteniendo el contacto con Kell. Cuando le dije que llevaba un tiempo buscando la causa empírica que había tras la curación —es decir, las investigaciones hechas en el laboratorio que investigaran lo que ocurría durante ese proceso—, inmediatamente me sugirió que conociera a un profesor que, por lo que él sabía, había estado curando el cáncer de mama en ratones. Resultó que yo ya había leído sobre ese asombroso trabajo en un libro llamado

La Curación Energética,[99] escrito por el mismo Bill Bengston. La semana siguiente, Kell me presentó a Bill en persona y comimos juntos en Brooklyn.

Bill, un hombre con gafas que viste ropa informal, es un tipo fascinante, divertido e irreverente. Es un excéntrico de la vieja escuela, con una sinceridad refrescante, desprovisto de arrogancia e hipocresía. El negocio de la curación está plagado de mentirosos (ya llegaremos a eso en el capítulo 9), pero los conocimientos de Bill son tan sólidos como los de los mejores científicos: todavía sigue impactado por los increíbles resultados que descubrió en el laboratorio. Y sus teorías sobre lo que podría estar ocurriendo —la transferencia de información que ocurre entre sanador y paciente— son muy persuasivas. Tuve la sensación de que había conocido a un compañero de viaje.

* * *

En 1971, cuando Bengston era un chico de 21 años que vivía con sus padres en Great Douglaston, Long Island, tratando de ganarse la vida trabajando como socorrista en una piscina municipal, conoció a un hombre de 48 años llamado Bennett Mayrick. Otro socorrista había señalado a Mayrick una tarde y se había burlado de él diciendo que era vidente. Bengston por aquel entonces «era una persona abierta a ese fenómeno[100] —escribe—, pero intensamente escéptico hacia aquellas personas que afirmaban tener esos poderes. Es la misma forma de pensar que tiene hoy día. Y, sin embargo, tanto por aquel entonces como le ocurre ahora, sentía la curiosidad suficiente como para descubrir en qué consistía realmente aquella capacidad extrasensorial. De modo que entabló una cita con Mayrick.

En su primer encuentro, Mayrick consiguió impresionar a Bengston. Entre otras cosas, fue capaz de intuir con precisión algunas cosas sobre la

99. W. Bengston y S. Fraser, *La Curación Energética*, Sirio, Málaga, 2014.

100. *Ibidem.*

vida de Bengston sosteniendo su cartera sobre la palma de su mano. «Cuando sostengo un objeto —le confió Mayrick— siento la necesidad de decir algo, pero no sé lo que es hasta que no me escucho decirlo».[101] La extraordinaria habilidad de Mayrick y la ambivalencia que demostraba al respecto —pues parecía emocionado y amenazado al mismo tiempo por lo que era capaz de hacer— captó la atención de Bengston.

Los dos empezaron a hacer negocios juntos enseguida, aunque de una forma muy inesperada. Mayrick se ganaba la vida limpiando y le propuso a Bengston que trabajara con él. (Al mismo tiempo, Bengston estaba estudiando un máster en sociología en la Universidad St. John.) Pero fue gracias a aquella alianza cuando Bengston pudo convencer a Mayrick para que buscaran la forma de conseguir una visión más oficial de sus habilidades psíquicas. Descubrió que Mayrick tenía la capacidad de sintonizar con el dolor de los demás, cosa que descubrió el día que Mayrick cogió una carta y sintió un repentino dolor de cabeza, y cuando se pusieron en contacto con la persona que había enviado la carta les dijo que sufría de migrañas. Cuando Mayrick se concentró en eliminar el dolor de cabeza que le había sobrevenido —imaginándose que el dolor se disolvía—, la mujer también notó que su dolor amainaba. Bengston se sintió muy intrigado por aquel fenómeno y le pidió a Mayrick que le tratara el dolor crónico que sentía en la zona lumbar. Cuando Mayrick le posó la mano en la parte inferior de la espalda, Bengston notó una inmediata sensación de calidez. «A medida que el calor me iba penetrando en la columna vertebral, sentí cómo se me iba entumeciendo la zona lumbar en un radio de diez centímetros, fue como si me hubieran inyectado novocaína[102] —explica Bengston—. Mientras Ben seguía con la mano en mi espalda, el entumecimiento fue desapareciendo de fuera hacia dentro. Cuando quitó la mano desapareció el último punto de entumecimiento». Toda la maniobra duró diez minutos, y Bengston no ha vuelto a sentir dolor en la espalda desde entonces.

---

101. *Ibidem.*
102. *Ibidem.*

Mayrick empezó a practicar con amigos y conocidos; y Bengston sentía tanta curiosidad que empezó a estudiar lo que estaba ocurriendo en busca de alguna explicación pragmática. Presenció muchas situaciones extrañas y maravillosas entre Mayrick y las personas a las que curaba: una persona recuperó la vista parcialmente, otro volvió a oír, a una mujer le desapareció la gangrena justo unos días antes de que le amputaran el pie y al final, cuando Mayrick ya estaba más acostumbrado al talento que poseía, consiguió curar distintos casos de cáncer. Entretanto, Bengston hacía las veces de gestor y analista, y se ocupaba de organizar la consulta mientras intentaba descifrar lo que ocurría cuando Mayrick curaba.

Una de las muchas cosas que fascinaron a Bengston sobre las peculiares características de aquellos encuentros fue la confusión que le provocaban las reacciones de inquietud que algunas personas tenían cuando se sometían a la curación. «Muchas de las personas que entraban en el mundo "mágico" de la curación con las manos parecían esperar una curación instantánea —señala Bengston—, algo muy contrario a las frustraciones que estaban dispuestos a sufrir cuando acudían a la consulta de un médico convencional».[103] Muchos de los pacientes que mejoraron tras una sesión pero no se recuperaron del todo no regresaron nunca. Pero el procedimiento era no invasivo, no suponía ningún riesgo, cosa que lo convertía en una opción en la que el paciente no tenía nada que perder; ¿entonces por qué lo rechazaban o se ofendían?

No era una curación basada en la fe. Mayrick nunca transmitía la sensación de estar trabajando al servicio de un ser espiritual superior; en realidad prefería que sus pacientes no afrontaran el encuentro con fe o expectativas de ninguna clase. La única creencia que tenía Mayrick respecto a lo que era capaz de hacer era que estaba aprovechando alguna clase de energía masiva existente en el mundo, que estaba disponible para todos nosotros. La visión de Mayrick sobre el proceso de curación era tan funcional que creía que se le podía enseñar a cualquiera.

---

103. *Ibidem.*

Cuando ya llevaba un año ejerciendo, Mayrick convenció a Bengston para que intentara convertirse en sanador, insistiendo en que no solo había sentido que Bengston generaba energía durante las sesiones, sino que él también se había estado nutriendo de ella. Y, con ciertas reticencias, Bengston empezó a tratar dolores y enfermedades leves. Cuando lo hacía, sentía —de la misma forma que le ocurría a Mayrick— un brote de energía y se le calentaban las manos cuando las acercaba al cuerpo del paciente. Bengston, que era un hombre de naturaleza práctica, estaba convencido: si lo podía hacer él, aquello no tenía nada de sobrenatural. En aquella época, Mayrick decidió empezar a enseñar a sus pacientes a sanar. Quería que las personas con las que trabajaba tuvieran un papel más activo en la sociedad, de forma que comprendieran lo que estaba ocurriendo cuando trabajaba con ellos. Tal vez también quisiera compartir la responsabilidad de algo tan intangible, pero con resultados tan significativos.

Mayrick y Bengston estaban decididos a demostrar que aquella forma de curación no era el resultado de una empatía extraordinaria, ni de haber sido «elegidos» de alguna forma, sino de una habilidad práctica y cultivada. Mediante sus análisis descubrieron que uno de los componentes cruciales para que la sanación tuviera éxito era que el practicante mantuviera las distancias durante el tratamiento. Mayrick lo describía como «buscar la forma de distraer su mente para que no pensara en lo que estaban haciendo sus manos» de forma que la energía no fuera obstaculizada por el intelecto o el ego. (Algo no muy distinto de la forma que tengo yo de desviar la atención cuando estoy en la consulta con un paciente.) Mayrick y Bengston, convencidos de que este intercambio de energía era una calle de doble dirección, diseñaron un método para que los pacientes también pudieran distraerse de las afecciones que tantas ganas tenían de superar.

Ambos les pedían a sus pacientes que entraran en «bucle»,[104] para lo cual tenían que imaginar un carrusel mental de veinte imágenes que no

---

104. *Ibidem.*

tuvieran nada que ver con la curación. Esas imágenes tienen el objetivo de representar deseos personales: objetos, premios, deseos físicos o psicológicos. Deberían verse como deseos cumplidos; es decir, como si ya fueran reales. Ese bucle del deseo tiene el objetivo de alimentar el ego para apartarlo del medio. Su teoría era que uno debía ser egoísta mientras trataba: el bucle sirve para pensar en lo que deseas en lugar de ponerte en una posición altruista.

«El altruismo provoca resentimiento», explicaría Bengston tiempo después cuando asistí a su curso, y con eso quiere decir que si un practicante piensa que solo hace lo que hace por los demás, como si fuera un absoluto sacrificio, existe la tentación de sentirse como un mártir. Pero la curación parte del entusiasmo y la alegría; si no, no nos abrimos a la energía. Yo he descubierto, durante todos los años que llevo ejerciendo mi profesión, que la energía fluye con mayor libertad cuando experimento una sincera aceptación de todas mis motivaciones. Está claro que quiero curar a otras personas, *y* claro que me siento bien conmigo misma cuando lo consigo. «Dad gracias al sanador —les aconseja Bengston a sus estudiantes para que sean agradecidos—, pues os están dando lo que queréis».[105]

Cuando una persona empieza a ser capaz de pasar esas imágenes más rápido —lo ideal es que adopte un estado en el que viajan tan rápido por su mente que entran en una especie de borrón—, la persona aumenta sus posibilidades de dar y recibir energía. Tal como lo describió el mismo Bill en una ocasión: «La curación es una respuesta autónoma (es decir, inconsciente) a la necesidad».[106] Si la mente de la persona está ocupada por alguna otra cosa —como, por ejemplo, la brillante imagen de una casa en la playa, que, curiosamente, es una de las imágenes que utilizaba yo cuando hacía el bucle—, no se está concentrando en la curación. Y si no se concentran en la curación, esta ocurre de forma natural, como una respuesta autónoma a la necesidad». (Más adelante

---

105. *Ibidem.*

106. William Bengston, en conversación con la autora en junio de 2017.

Bengston dirigiría un estudio diseñado para poner a prueba esta teoría: empleando una máquina de imagen por resonancia magnética funcional [IRMf] le pidió a un técnico que sostuviera una serie de sobres con la mano. Algunos estaban vacíos; otros contenían mechones de pelo de perro con cáncer [que le proporcionó un veterinario]. Sin saber qué sobre le estaban colocando en la mano, la IRM demostró que su cerebro reaccionaba de formas dramáticamente diferentes cuando entraba en contacto con el pelo del perro con cáncer.)[107]

Las ideas de que la curación se podía enseñar y de que el bucle era la forma de aprender se convertirían en las piedras angulares del trabajo de Bengston de ahí en adelante. Bengston siguió refinando la técnica del bucle, y enseguida la llevaría al laboratorio —sin Mayrick— para hacer una investigación del proceso de la curación. Mientras Bengston se volvía más pragmático en su impulso por entender la curación, Mayrick empezó a dejarse arrastrar por un estado emocional más oscuro, y cada vez estaba más supeditado a la enseñanza como forma de apoyar sus propias creencias. Y cada vez se resistía más a los esfuerzos que hacía Bengston por comprender lo que estaba ocurriendo desde un punto de vista clínico.

A medida que los dos hombres se distanciaban, Bengston conoció a David Krinsley, que había asistido a las clases de Mayrick durante un periodo corto de tiempo. Krinsley era un profesor de geología del Queens College de la City University de Nueva York. Había escrito cientos de artículos científicos, incluyendo historias de portada para las revistas *Science*[108] y *Nature*,[109] que captaron el interés de Bengston, pues se trata de las publicaciones más prestigiosas del campo. También compartía la ambición de Bengston de explorar la curación en el laboratorio.

---

107. W. Bengston y S. Fraser, *La Curación Energética*, Sirio, Málaga, 2014.

108. D. Krinsley y T. Takahashi, «Surface Textures of Sand Grains: An Application of Electron Microscopy», *Science* 135 (1962): pp. 923–925.

109. D. Krinsley y W. Wellendorf, «Wind Velocities Determined from the Surface Textures of Sand Grains», *Nature* 283 (1980): pp. 372–373.

Por suerte, Krinsley también había sido decano interino en el Queens College, cosa que le daba un gran acceso a la institución; consiguió convencer al director del departamento de biología para que les permitiera hacer un experimento que ellos mismos habían diseñado bajo el patrocinio de la universidad.

Uno de los investigadores del departamento de biología les proporcionó doce ratones con una cepa concreta de cáncer de mama: seis de ellos recibirían curación diaria con las manos y los otros seis serían el grupo de control. Los ratones a los que les inducían esta clase de cáncer de las glándulas mamarias, según los informes de todas las investigaciones científicas, morían todos entre catorce y veintisiete días después.[110] Por lo que, si alguno de los ratones se recuperaba, sería de interés científico.

Krinsley le encargó a Bengston la tarea de la curación durante el experimento. Después de un primer ataque de pánico durante el que pensó que no iba a ser capaz de hacerlo, Bengston aplicó el sistema del bucle que había enseñado a otras personas. Al hacerlo, y cuando colocaba las manos a ambos lados de la jaula, notó cómo se le calentaba la mano derecha y después «el comienzo de una corriente» que empezaba a recorrerlo. Con el tiempo, Bengston adquiriría tanta experiencia asumiendo el estado que debía adoptar que a veces se sentía completamente relajado. «El desapego que siento de mis manos, y después de todo mi cuerpo, se fusionó con una sensación de unidad con los ratones —escribe Bengston sobre su propia experiencia—. Todas las dudas que tenía sobre mi capacidad para curar parecían triviales, y sentía paz y bienestar. Mi mente se vaciaba de todo pensamiento. Simplemente, era.»[111]

Bengston trataba a los ratones durante una hora cada día y, justo después de una semana, empezaron a tener unos tumores tan grandes que les deformaron el cuerpo. Bengston dijo que el experimento había

---

110. W. Bengston y S. Fraser, *La Curación Energética*, Sirio, Málaga, 2014.

111. *Ibidem*, 80.

sido un fracaso. Pero Krinsley objetó aduciendo que, a pesar de su apariencia física, los ratones se movían por la jaula con normalidad. Bengston siguió adelante. Entonces aparecieron unos pequeños puntos negros «como puntos dibujados a lápiz»[112] sobre los tumores. Bengston le suplicó a Krinsley que pusieran fin al proyecto; no soportaba ver sufrir a los ratones. Krinsley lo animó diciéndole que si un solo ratón sobrevivía más de veintisiete días sería todo un fenómeno científico. A fin de cuentas, el biólogo que había estado trabajando con aquellos mismos ratones durante los últimos veinte años todavía no había encontrado la forma de conseguir que sobrevivieran durante tanto tiempo, y mucho menos lograr la remisión.

Poco después, los tumores de los ratones que había tratado Bengston empezaron a ulcerarse convirtiéndose en heridas rojas supurantes. Parecía un nuevo golpe, aunque los ratones seguían correteando por la jaula como si todo fuera bien. Llegó el día veintiocho y pasó, y los ratones seguían con vida. A continuación, las úlceras pasaron de ser rojas a blancas; y los tumores empezaron a encoger. A los ratones empezó a crecerles el pelo de nuevo. Fue como si el tiempo estuviera corriendo hacia atrás hasta que, finalmente, los ratones tenían el mismo aspecto que tenían el día que había empezado el experimento. Cuando el biólogo que les había inyectado el cáncer los examinó, los ratones ya no tenían cáncer.

Fue una noticia tan abrumadora, y que ponía en entredicho todo lo que se sabía hasta entonces, que se quedaron literalmente sin habla. Los dos hombres tuvieron que tomarse un respiro, tanto entre ellos como del trabajo, de algunas semanas. Cuando volvieron al laboratorio se propusieron repetir el experimento. También recibieron una noticia posterior a los resultados de su último experimento: los cuatro ratones que seguían con vida en el grupo de control habían entrado en remisión.[113]

---

112. *Ibidem*, 81.

113. *Ibidem*, 176.

Bengston y Krinsley hicieron otros cuatro experimentos de curación con ratones a los que les habían provocado cáncer, con algunos cambios de diseño. En uno de ellos Bengston no hizo las veces de sanador y se concentró únicamente en la investigación; primero lo sustituyó Krinsley y después los catedráticos de los departamentos de biología de las dos universidades donde se estaban llevando a cabo los experimentos —Queens College y St. Joseph College—, además de un pequeño grupo de estudiantes, cuyos integrantes no creían en la curación con las manos. «No aceptaba a ningún estudiante que no fuera escéptico —cuenta Bengston con su habitual tono despreocupado—. Los creyentes me asustan. Pasan demasiado tiempo defendiendo sus creencias en lugar de tratando de comprender lo que está ocurriendo.»[114] En cada uno de los experimentos, Bengston les enseñó a los participantes el método del bucle. También añadió un segundo grupo de control de ratones a los que enviaron fuera del campus.

En total expusieron a la curación a 48 ratones —sumando a todos los ratones a los que trataron en todos los experimentos—, de los cuales se curaron 44. De la suma de los ratones del primer grupo —los que se quedaron en el campus—, entraron en remisión 33 de 41. Y de los del último grupo, los ratones que mandaron fuera del campus durante el experimento, no sobrevivió ninguno.[115]

Bengston sabía que habían conseguido algo increíble: el 87,9 por ciento de los ratones tratados habían recuperado la salud, cosa que, según incluso la evaluación más razonable, sugería que se habían curado gracias al método de la sanación con las manos y no debido a una remisión espontánea, pero no comprendía lo que había ocurrido con los ratones del grupo de control. ¿Por qué se habían recuperado tantos ratones del primer grupo de control pero los del segundo no?

Bengston todavía no tenía la respuesta a esa pregunta, pero quería publicar sus descubrimientos sin pérdida de tiempo. Él y Krinsley en-

---

114. William Bengston, en conversación con la autora en junio de 2017.

115. W. Bengston y S. Fraser, *La Curación Energética*, Sirio, Málaga, 2014.

viaron su investigación a las revistas *Science* y *Nature*, donde Krinsley ya había publicado otras veces. Sin embargo, de inmediato descubrieron que ninguna de las dos publicaciones pensaba molestarse siquiera en enviar sus descubrimientos a otros colegas para que los revisaran. «No publican esa clase de investigaciones —recuerda haber descubierto Bengston—. Fue casi como una cuestión de orgullo para ellos. Solo publican cosas "reales"».

Al final, en el año 2000, Bengston y Krinsley consiguieron publicar su estudio «The Effect of the "Laying On Hands" on Transplanted Breast Cancer in Mice», en el *Journal of Scientific Exploration*. [116]

Bengston decidió darse un respiro del camino tan poco ortodoxo que había elegido que se convirtió en una ausencia bastante prolongada. Después de pasar un par de décadas reflexionando —durante las que regresó al convencional mundo de la sociología, primero para conseguir su doctorado en la Universidad Fordham y después para dar clases sobre sociología de la religión, además de métodos de investigación y estadística en el St. John's College—, a Bengston se le ocurrió una teoría sobre el motivo por el que el primer grupo de ratones había entrado en remisión.

«Fue mi momento eureka: la separación espacial no siempre significa independencia[117] —recuerda Bengston—. A pesar de que los ratones que recibieron tratamiento y los que formaban parte del grupo de control estaban en lugares diferentes, algo invisible debió de permanecer conectado entre ellos de forma que lo que les ocurriera a los ratones que recibieron el tratamiento también les ocurrió a la mayoría de los que formaban parte del grupo de control». La mayoría de los ratones del primer grupo de control, razonó, se convirtieron en parte de lo que él llama «vínculo resonante»,[118] o lo que algunos investigadores, basándose

---

116. W. F. Bengston y D. Krinsley, «The Effect of the "Laying On of Hands" on Transplanted Breast Cancer in Mice», *Journal of Scientific Exploration* 14 (2000): pp. 353–364.

117. W. Bengston y S. Fraser, *La Curación Energética*, Sirio, Málaga, 2014.

118. W. F. Bengston y M. Moga, «Resonance, Placebo Effects, and Type II Errors: Some Implications from Healing Research for Experimental Methods», *Journal of Scientific Exploration* 13, n.º 3 (2007): pp. 317–327.

en una teoría propuesta por un profesor de psicología del Kings College, Imants Barušs, había empezado a llamar «campo significativo».[119] Esto significa que los ratones del grupo de control que entraron en remisión fueron capaces de hacerlo porque estaban en un campo dinámico de energía e intención creado por los sanadores-investigadores. En cada uno de los experimentos, alguien sentía curiosidad por el estado de los ratones del primer grupo de control y se saltaba el protocolo e iba a visitarlos a la estancia contigua donde estaban. Bengston lo hizo en el primer experimento; el director del departamento de biología lo hizo en el siguiente; y los estudiantes que hicieron de sanadores lo hicieron en el resto. Sin embargo, ninguna de las personas que formaron parte de los experimentos en los que se incluyó a un segundo grupo de ratones entró en contacto con ellos. Y todos los ratones de aquel grupo murieron.

«De la misma forma que podemos experimentar la conexión y la desconexión de forma subjetiva —teoriza Bengston—, también se puede experimentar la conexión y la desconexión de forma experimental».[120] El primer grupo de control había sido incluido en un vínculo curativo —quizás a través de los sanadores que los conectaban con su conciencia—, mientras que el segundo grupo había sido excluido. «Se pueden construir y deconstruir vínculos de resonancia a través de la conciencia —concluye Bengston—. Pero la pregunta sigue siendo: ¿*Cómo* ocurre?»[121]

Bengston ve los campos significativos como una extensión, o como una ramificación, de algo llamado teoría del campo mórfico[122] planteada por el biólogo y filósofo Rupert Sheldrake. Esta teoría sugiere que las formas de los seres vivos autoorganizados —desde las moléculas

---

119. Imants Barušs, «Beyond Scientific Materialism Toward a Transcendent Theory of Consciousness», *Journal of Consciousness Studies* 17 (2010): pp. 213–231.

120. W. Bengston y S. Fraser, *La Curación Energética*, Sirio, Málaga, 2014.

121. William Bengston, en conversación con la autora en junio de 2017.

122. R. Sheldrake, *A New Science of Life: The Hypothesis of Formative Causation* (Blond and Briggs, Londres, 1981); R. Sheldrake, *The Presence of the Past: Morphic Resonance and the Habits of Nature* (Icon Books Ltd., Londres, 2011).

hasta las personas o galaxias enteras— están conformadas por una memoria colectiva acumulativa y colectiva que se remonta a varias generaciones atrás; la información se transmite en forma de huella dentro del campo de energía superior. Para exponerlo con mayor claridad, Sheldrake cree que los humanos, como especie, junto a los animales y las plantas, «recuerdan» cómo deben actuar basándose en el comportamiento de las generaciones anteriores, un proceso que él denomina «resonancia mórfica».[123]

«Sheldrake pronosticaría que, si establecieras un campo de curación (o campo significativo), todos los ratones que estuvieran dentro de la esfera de influencia de ese campo se verían afectados —dice Bengston—, pero en mi caso, yo tengo ratones en un grupo de control que no se han visto afectados. Creo que la idea de Sheldrake sobre la resonancia mórfica es maravillosa, pero es incompleta.[124] Tiene que haber algo que uno conecte relajadamente para crear ese vínculo de resonancia». Cuando dice «relajadamente» se refiere a algo que se hace de pasada; por ejemplo, cuando yo creo un vínculo de resonancia con mis pacientes, no suele durar más que cuando estamos juntos en la cabina de tratamiento; y ese vínculo puede conectarse y desconectarse con bastante facilidad. Bengston cree que podemos formar esa clase de vínculos en masa y que eso puede afectar a todo el grupo, como ocurrió con los ratones del grupo de control de su experimento. Desde entonces, Bengston ha repetido ese experimento con ratones con cáncer once veces más, y siempre ha obtenido los mismos resultados. (Y, al hacerlo, ha descubierto que siempre nota que la energía curativa procede de su mano izquierda. Es más, los ratones enfermos tendían a acercarse a esa mano de forma instintiva cada vez que repetía el procedimiento.)

* * *

123. *Ibidem.*

124. William Bengston, en conversación con la autora en junio de 2017.

Cuando estaba estudiando, antes de que Bengston hubiera conocido a Mayrick, ya había descubierto el trabajo del doctor Bernard Grad, un oncólogo que se dedicaba a investigar en la Universidad McGill de Toronto. Y fue ese investigador quien, en su mayor parte, inspiró la carrera de Bengston. Grad —o «el Gran Grad» como a Bengston le gusta llamarle— también estaba decidido a sacar la curación energética del reino de lo abstracto para incluirla en el mundo exacto de la ciencia. Durante las décadas de 1960 y 1970, Grad estudió a Oskar Estebany, un húngaro sin estudios que, en apariencia, curaba con las manos. Estebany se había dado cuenta del talento que tenía mientras trabajaba en el cuerpo de caballería del ejército húngaro, pues siempre que acariciaba algún caballo enfermo el animal sanaba. Estebany no afirmaba ser sanador. En realidad insistía en que solo se dedicaba a acariciar a los caballos y en que no tenía ni idea de por qué a los demás les parecía algo notable. Sin embargo, permitió que Grad lo estudiara en el laboratorio.[125]

En un experimento parecido a otro que Bengston realizaría más adelante, Grad dividió a los ratones enfermos en dos grupos; a uno de los grupos lo trataría Grad, y al otro no. Durante el tiempo que se alargó el experimento, Estebany sostuvo las jaulas de esos ratones durante quince minutos, dos veces al día. Al final, los ratones de Estebany se curaron más rápido que los del grupo de control.[126]

A continuación, Grad quiso comprobar si las manos de Estebany generaban una energía capaz de cargar otras sustancias. Grad expuso a un grupo de ratones a los que les había provocado el bocio a unos trozos de algodón y lana que Estebany había estado sosteniendo durante un rato, mientras que los ratones del grupo de control solo estuvieron en contacto con los retales que Estebany no había tocado. Los ratones que estuvieron en contacto con los retales que Estebany había tocado demostraron una formación del bocio significativamente más lenta, cosa

---

125. W. Bengston y S. Fraser, *La Curación Energética*, Sirio, Málaga, 2014.

126. *Ibidem*, 60.

que sugería que las manos de Estebany habían transmitido la energía al material.

Inspirado por Grad y Estebany, Bengston también intentó transmitir energía al algodón. Una vez le dio un trozo de algodón que había cargado —caminando en círculos con el retal en las manos mientras lo hacía— a una mujer que sabía que tenía un carcinoma ductal, un tipo de cáncer de mama. Primero había hecho una sesión de tratamiento con las manos con ella en persona, pero después, como la mujer vivía muy lejos, le dio el retal de algodón para que se tratara ella misma. Un año después, cuando su doctor le comunicó que su cáncer había entrado en remisión, Bengston fue a visitarla a su casa. Ella le pidió si le podría cargar un poco más de tela, para asegurarse, y le dio un trozo de algodón. Bengston sintió un repentino dolor en la axila. Cuando se llevó la mano a la zona notó que tenía un bultito. Cuando le preguntó a la mujer a qué se podía deber aquello, ella le dijo que aquel era el algodón que él había cargado, y que ella había dormido con él cuando estaba enferma. «Creo que el algodón tiene memoria —explica Bengston—. Y creo que absorbe aquello para lo que se utilizó.»[127] Ahora Bengston les dice a todos sus alumnos que tiren los algodones después de una semana. Y, aunque Bengston solo se considera un investigador y solo cura a amigos y a miembros de su familia obedeciendo a alguna petición especial, también se cura *a sí mismo* con algodón de vez en cuando. (Por casualidad, cuando hice el curso de sanación de Bengston, le pedí a la persona que estaba colaborando conmigo para este libro que me acompañara. Él aceptó mi petición, pero se mostraba escéptico, por decirlo con suavidad. Aun así, cargó su propio retal de algodón, como hicimos todos los demás que asistíamos al curso, y después durmió con él adherido a una lesión que tenía en la espalda. Una semana más tarde confesó, con simpática indignación, que notaba una «estúpida mejoría» en la espalda.)

Bengston diseñó un estudio para investigar este fenómeno. En la Universidad de Brown, Bengston y sus investigadores colocaron algo-

---

127. William Bengston, en conversación con la autora en junio de 2017.

dón al que se le había transmitido energía y algodón al que no cerca de heridas punzantes y descubrió que las células respondían genómicamente al algodón energizado. «Si tienen motilidad —expone Bengston—, nadarán hacia el algodón de la misma forma que los ratones se acercaban a mi mano izquierda.»[128]

A lo largo de la historia, casi todas las tradiciones religiosas han incorporado la noción de que a los objetos se les puede infundir poder que cura o protege a las personas. El concepto cristiano del agua bendita es uno de los ejemplos más tempranos sobre ello. (Como no era partidario de dejar ni un solo cabo suelto, Bengston también exploró la posibilidad de transmitir energía al agua en el laboratorio. En un estudio realizado en la Universidad de Connecticut, energizó agua y después la utilizó para tratar a ratones con cáncer, y los ratones entraron en remisión.) Los nativos americanos y otros grupos indígenas siempre han creído que los cristales y los minerales generan energía curativa y que los chamanes más habilidosos pueden manipularlas para generar patrones y frecuencias específicas para curar.

Mi madre, cuando estaba a punto de morir de cáncer, sintió mucha fe en un pequeño colgante de metal que le regaló una de mis colegas de la escuela de acupuntura. Mi amiga era una budista ferviente que había pasado muchos años en la India y en Nepal; cuando le dio el colgante a mi madre, le dijo que había sido bendecido por el dalái lama. Y aquello reconfortó mucho a mi madre. Lo llevó consigo durante los tratamientos de quimioterapia, y lo encontré junto a su cama cuando murió. Está claro que no le salvó la vida, pero ¿desprendía alguna energía reconstituyente? Desde luego, mi madre, una mujer que no tenía ninguna conexión con el budismo ni con el dalái lama, extrajo cierta fuerza protectora de aquel amuleto, y los estudios de Bengston lo apoyarían.

Cuando Bengston consiguió energizar algodón y agua con éxito, quiso ir un poco más allá de los límites. Últimamente ha empezado a energizar cultivos celulares —introduciéndoles lo que él llama «infor-

---

128. *Ibidem.*

mación»,[129] su término preferido para referirse a la energía en estos experimentos, puesto que parece que lo que sea que esté extrayendo lo puede transferir a los objetos inanimados— y descubrió que, cuando introdujo células cancerígenas en ese cultivo, el tejido cancerígeno se energizó de nueve formas mensurables.

Básicamente, Bengston especula que esa energía —o información— se suma[130] a una frecuencia. Y si eso es cierto, entonces la información que utiliza para sanar debería ser capaz de encontrar una frecuencia a través de cualquier fuente. Y por eso Bengston ha empezado a grabar sonidos cuando energiza trozos de algodón y los analiza en el laboratorio de la Universidad de Brown, fundada por el Emerald Gate Charitable Trust, para comprobar si también pueden provocar cambios. «De momento hemos comprobado 167 genes cancerígenos —dice Bengston—. Si reproduces esta grabación... una buena parte de esos genes cambian genómicamente. Y es un efecto fiable. En general, hemos visto cambios genómicos en cánceres tanto si lo haces con las manos como si utilizas algodón o lo haces con esta grabación. Generamos cambios en la longitud de los telómeros, la inflamación y la inmunología. Y estamos empezando a comprender el mecanismo que cura el cáncer».[131]

Bengston afirma —y se refiere a su estudio para corroborar sus palabras— que los tres métodos curativos (las manos, el algodón energizado y las grabaciones) provocan apoptosis, la muerte célular que ocurre como cosa normal dentro del crecimiento de cualquier organismo. Y esto es vital en el caso del cáncer, que provoca que las células crezcan de forma incontrolada en lugar de morir. (Es interesante advertir que Bengston mantiene que él no es capaz de curar a las personas con cánceres que ya se han tratado con radioterapia o quimioterapia porque él cree que la información no puede afectar a una célula dañada. Sin em-

---

129. *Ibidem.*

130. *Ibidem.*

131. William Bengston, en conversación con la autora en junio de 2017.

bargo, Bengston señala que tiene estudiantes quienes, después de haber aprendido esta técnica de curación, le han dicho que han conseguido tratar con éxito a personas que han pasado por la radioterapia y la quimio.) Evidentemente, la ambición de Bengston no se detiene ahí: ahora quiere desarrollar una aplicación capaz de transmitir una frecuencia curativa desde el iPhone.

Yo he pasado mucho tiempo estudiando el trabajo de Bengston. He revisado sus estudios, he leído su libro y he asistido a su curso; le he entrevistado durante incontables horas. Y al final me he dado cuenta de que, a pesar de todo su rigor científico y sus ideas progresistas, me ha hecho conectar, con mas seguridad, con mi instinto y con la antigua creencia china que afirma que las agujas de acupuntura son, en realidad, como pequeñas antenas que recogen información curativa del campo de energía que nos rodea.

SÉ TU PROPIO SANADOR

Las imágenes en bucle

Bengston y Mayrick encontraron un método muy inusual de distraer el ego del sanador con el objetivo de que la información pudiera fluir sin obstáculos entre el sanador y el paciente. A continuación encontrarás el método que Bengston enseñó a las personas que participaron en los estudios con ratones que hizo en el laboratorio. Encontrarás una explicación más detallada en el *Journal of Alternative and Complementary Medicine*.[132]

Escribe una lista de al menos veinte cosas que quieras, sin preocuparte por cómo y cuándo puedan realizarse esos deseos. Esta lista puede incluir cosas materiales, temas de salud, estados mentales o situaciones

---

132. W. F. Bengston, «Commentary: A Method Used to Train Skeptical Volunteers to Heal in an Experimental Setting», *Journal of Complementary and Alternative Medicine* 13, n.º 3 (2007): pp. 329–331.

relativas a otras personas (aunque por cuestiones éticas no deberías incluir a ninguna persona sin su conocimiento y consentimiento).

Visualiza todas las cosas de la lista con una imagen de ese deseo hecho realidad. Memoriza esas imágenes para que puedas recordarlas sin hacer ningún esfuerzo (puede llevarte algún tiempo).

Cuando hayas memorizado las imágenes, practica proyectándotelas en bucle en la mente rápidamente hasta que lo domines tanto y lo hagas con tan poco esfuerzo que puedas hacer otras cosas al mismo tiempo. Bill ha descubierto que las personas con mayor dominio de la técnica del bucle de imágenes son capaces de proyectar al menos 24 imágenes por segundo en su mente, pero es algo que conlleva un poco de práctica. Yo imagino mis fotografías en una película y después la paso lo más rápido que puedo mientras veo cómo cambian las imágenes a toda prisa en mi mente.

Cuando estés cómodo con la técnica del bucle de imágenes ya podrás experimentar con el bucle mientras colocas las manos sobre o directamente encima de otra persona. Según la experiencia de Bill, tanto el sanador como el «paciente» percibirán la energía que emana de la mano izquierda del sanador.

5

MOVIENDO LA AGUJA

En el año 1996, un grupo de científicos del Instituto Roslin de Edimburgo, Escocia, mantenía un proyecto radical en secreto. Sin que lo supiera el resto del mundo, incluidos sus colegas de la comunidad científica, intentaba clonar una oveja. Su plan era sencillo, o eso pensaban ellos. Primero tenían que extraer un óvulo sin fertilizar de una oveja hembra adulta y le extraían el ADN. Gracias a un proceso llamado meiosis, el ADN de un óvulo es incompleto, cosa que permite que se combine con el ADN del esperma para crear un embrión. Sin embargo, en lugar de esperma, los investigadores extrajeron el ADN incompleto del óvulo y lo reemplazaron por el ADN completo que habían extraído de una célula del cuerpo de esa misma oveja hembra adulta.

Y entonces los investigadores toparon con un muro. El ADN de una célula madura es técnicamente completo, pero también ha perdido parte de su capacidad. A medida que envejece, una célula adulta activa partes de su ADN, las que necesite para desempeñar funciones específicas —como crear un hueso o incluso una peca— y después las vuelve a desactivar cuando ha concluido con sus tareas. Los científicos de Edimburgo se dieron cuenta de que tenían los ingredientes para crear vida al alcance de la mano, siempre que encontraran la forma de desbloquear ese potencial de la célula, consiguiendo que se comportara como si volviera a ser joven. Entonces tuvieron la idea —y echando mano de un concepto un poco Frankenstein— de introducir una pequeña corriente eléctrica al proceso. Y, sorprendentemente, fue la chispa que necesitaban para darle vida al óvulo. Y así nació la oveja Dolly, el primer mamífero clonado partiendo de la célula de un animal adulto y nuestra primera celebridad ovina, y la presentaron al mundo en 1997.

En aquella época yo estaba estudiando en la escuela de medicina china, y la noticia me generó mucha curiosidad. La idea de que la electricidad fuera el impulso necesario para crear vida me pareció muy significativa: una energía eléctrica que era una fuente vital animada me sonó muy parecido al concepto chino del qi.

La idea de que el cuerpo tiene propiedades eléctricas se remonta a 1789, cuando un físico italiano, Luigi Galvani, hizo un descubrimiento mientras diseccionaba una rana muerta. Tocó el nervio ciático expuesto de la rana con un escalpelo metálico cargado y advirtió que la rana flexionaba la pata como si estuviera viva. (la palabra «galvanizar», que significa estimular o dar vida utilizando electricidad, se acuñó en honor a Galvani.) Dos años después informó de aquellos descubrimientos en una publicación académica, *Proceedings of the Bologna Academy*;[133] y de aquella sencilla observación nació el campo moderno del bioelectromagnetismo, el estudio de los fenómenos eléctricos y electromagnéticos, como las corrientes eléctricas que fluyen por nuestros nervios y músculos, que son cruciales para que nuestro cuerpo pueda funcionar con normalidad.

Si observamos la fisiología humana, la unidad bioelectromagnética básica es la célula. La mayoría de las clases de células exhiben alguna forma de polaridad, cosa que significa que existe una diferencia eléctrica en la membrana celular que crea un gradiente de tensión, también llamado potencial eléctrico. Algunas células, incluyendo las neuronas y las células musculares, poseen potenciales eléctricos potencialmente altos debido a las membranas eléctricamente excitables que envían señales a nuestros cuerpos.

---

133. Luigi Galvani (1737–1798). *De viribus electricitatis in motu musculari commentarius* (Bolonia, Ex Typographia Instituti Scientiarum, 1791).

El qi no es muy distinto a esa actividad eléctrica, pues también es invisible y se comprende básicamente por sus efectos. Pero existe un factor diferenciador: la ciencia cree en uno pero no en el otro. Quizá se deba a que el concepto del qi puede parecer demasiado abstracto a los científicos. La palabra suele traducirse como «energía», aunque el qi no siempre se corresponde con la definición científica de energía. La traducción literal de la palabra qi es «aliento» o «aire», y el carácter que le da nombre representa el vapor que emana de una cacerola de arroz, simbolizando la forma en que la comida se convierte en energía. Pero, como ya he comentado antes, el qi es mucho más que eso. El qi es la inteligencia del cuerpo y su sistema de organización, y está conectado con el campo superior del tao.

Cuando formaba parte del equipo de acupuntura en el ala de partos del Lutheran Medical Center, aprendí una lección importante sobre el qi por lo que se refiere a la energía eléctrica del cuerpo. Durante dos años, además de gestionar mi consulta privada, dirigía los servicios de acupuntura de aquel centro médico, donde parte de mi trabajo consistía en aliviar el dolor de las mujeres que estaban dando a luz. Mis pacientes, mujeres con muy pocos medios, solían llegar con muchas cargas y pocos recursos. Cuando las cosas se ponían feas —cosa inevitable en un parto— me resultaba muy gratificante poder ofrecer un respiro a aquellas mujeres. A veces el dolor era tan intenso y caótico que apenas eran conscientes de que les estaba clavando agujas, pero sí que notaban el alivio del dolor.

Para conseguirlo, les clavaba una aguja en un punto de acupuntura llamado «Bazo 6», que está unos tres dedos por encima del maléolo, el hueso abultado que tenemos en el tobillo. El Bazo 6 es un punto donde se cruzan tres canales de acupuntura, y todos afectan directamente a los órganos reproductores, y por eso se utiliza para aliviar el dolor uterino y los calambres menstruales, además de ayudar a acelerar el proceso del parto. Cuando ya había insertado la aguja le «añadía un poco de qi», como me gusta decir, lo que significaba estimularla girándola ligeramente con los dedos durante un minuto. Sabía que había terminado cuando notaba que la aguja se agarraba, es decir, notaba un tirón, casi como si un pez cuando muerde el anzuelo. Los chinos llaman a esta sensación *de qi*; los pacientes también lo notan en su cuerpo, a veces en forma de hormigueo o de dolor agudo alrededor de la aguja. Fue mientras ponía en práctica esta técnica, al repetir una y otra vez lo mismo con mujeres necesitadas de alivio urgente, cuando me di cuenta de que era esencial que la aguja se agarrara.

Cuando notaba ese satisfactorio tironcito, no solo el dolor empezaba a aliviarse más rápido, además la cerviz de aquellas mujeres empezaba a dilatar con más rapidez; lo confirmaban comadronas, enfermeras y médicos que venían a examinarlas. Yo también me dedicaba a supervisar a los estudiantes de acupuntura que estaban matriculados a aquel programa, por lo que, en cuanto tuve claro que aquello marcaba una clara diferencia, empecé a vigilarlos con ojo de águila para asegurarme de que mis estudiantes también conseguían que sus agujas se agarrasen. Incluso empecé a ser capaz de darme cuenta desde la puerta de la habitación de la paciente si alguno de mis estudiantes solo había insertado la aguja de forma superficial, la había dejado inclinada hacia un lado o había conseguido establecer aquella profunda relación. «Menos agujas», recuerdo haber gritado a menudo. «¡Y más *de qi*!»

En realidad, el efecto era tan intenso que uno de los médicos que supervisaban los partos nos sugirió que dejáramos constancia de lo que estábamos haciendo con las pacientes en los gráficos impresos de las contracciones. (Sí, por aquel entonces todavía se imprimían.) Empezamos a apuntar en los gráficos de las contracciones cuando habíamos iniciado el tratamiento con acupuntura, en qué momento notábamos que la aguja se agarraba y el efecto que eso provocaba en la paciente. Al hacerlo creamos un registro claro de que, al tratar el punto Bazo 6 y cuando ello iba acompañado de una evidente sensación de la aguja, conseguíamos aumentar la duración de la contracción y la frecuencia, además de dilatar más rápido la cérvix.

Siempre es un alivio encontrar formas de verificar las prácticas instintivas de formas concretas y, sin embargo, a pesar del hecho de haber sido capaces de dejar constancia del éxito de la sensación del *de qi* en ese punto de acupuntura, todavía no tenía una idea clara de lo que ocurría internamente en el cuerpo. O más bien debería decir que no lo tuve claro hasta una década después, cuando me topé con unas investigaciones nuevas que especificaba específicamente este fenómeno y el efecto fisiológico que tiene en el cuerpo.

Helene M. Langevin,[134] una endocrinóloga que sintió curiosidad por el interés que demostraban sus pacientes por la acupuntura y se matriculó en un curso de medicina china para después llevar sus descubrimientos al laboratorio en el departamento de neurología del Vermont College of Medicine, dirigió un estudio que descubrió[135] una evidente «extracción de fuerza» cada vez que una aguja se agarraba. Y la fuerza de ese agarre era, en promedio, un 18 por ciento mayor cuando se medía utilizando los puntos de acupuntura, al contrario de lo que ocurría en puntos que no eran de acupuntura. Para mí, aquello era una corroboración de la anatomía tal como la concibe la medicina china; la aguja se agarra con más fuerza en esos puntos porque hay una mayor conductividad de energía eléctrica.

Sin embargo, todavía hubo algo más importante, y es que cuando Langevin y sus colegas experimentaron con acupuntura en un tejido de pared abdominal de rata, y al rotar las agujas —añadiéndoles un poco de qi—, el tejido conectivo que tenían bajo la piel se «conectó mecánicamente». Langevin escribió: «Con tan solo un poco de rotación conseguíamos que el tejido conectivo envolviera la aguja, como si fueran espaguetis enroscándose alrededor de un tenedor».[136] Langevin tam-

---

134. «The Science of Stretch», *The Scientist*, consultado el 1 de octubre de 2017, https://www.the-scientist.com/features/the-science-of-stretch-39407.

135. H. M. Langevin, D. L. Churchill y M. J. Cipolla, «Mechanical Signaling through Connective Tissue: A Mechanism for the Therapeutic Effect of Acupuncture», *FASEB Journal* 15, n.º 12 (2001): pp. 2275–2282.

136. *Ibidem.*

bién descubrió que el tejido permanece estirado de esa forma mientras dura el tratamiento de acupuntura, cosa que provoca cambios químicos a nivel celular que aumentan la conductividad eléctrica.[137]

El tejido conectivo, largamente ignorado por la medicina y la ciencia occidental, ha empezado a suscitar mayor interés, en particular entre los investigadores moleculares y fisiológicos, pues nuevas pruebas han demostrado que tal estimulación del tejido conectivo se puede percibir a nivel celular, disminuyendo la inflamación crónica, aliviando el dolor e incluso con una capacidad potencial de inhibir el crecimiento de las células cancerígenas o el tejido fibroso.

El tejido conectivo está presente en todo nuestro cuerpo. «Se podría dibujar una línea que conectara dos puntos cualesquiera de nuestro cuerpo a través del tejido conectivo»,[138] señala Langevin. Y tiene muchas funciones: mantiene los órganos en su sitio, ofrece una ruta para nervios y vasos sanguíneos, almacena energía y pega el músculo al hueso además de, sí, conducir la electricidad. Esta última capacidad se debe a un componente primordial del tejido conectivo: el colágeno. Hay capas de agua pegadas a las fibras de colágeno que conforman un sendero conductor único, permitiendo que una carga eléctrica viaje rápidamente a través del cuerpo, tal como ocurrió cuando Dolly, la oveja clonada, cobró vida de repente.

Cuando descubrí este estudio me sentí reivindicada de una forma nueva. «Notaba el qi en ese tirón de la aguja», pensé. Y no se trataba solo de activar el tejido conectivo, sino de conducir energía eléctrica, mandando un mensaje de alivio a través de los cuerpos de las mujeres del Lutheran, permitiendo que se relajaran, por lo menos durante un rato, mientras el parto culminaba.

* * *

---

137. H. M. Langevin y otros, «Biomechanical Response to Acupuncture Needling in Humans», *Journal of Applied Physiology* 91, n.º 6 (2001): pp. 2471–2478.

138. http://www.biologyreference.com/Ce-Co/Connective-Tissue.html.

Richard Nixon, quién lo iba a decir, tuvo mucho que ver con la introducción de la acupuntura en Estados Unidos. Antes de que Nixon hiciera su famosa visita a China en 1972 —permitiendo que los estadounidenses pudieran tener contacto con el país por primera vez después de más de dos décadas (desde que el Partido Comunista asumió el poder en 1949)—, Henry Kissinger, consejero de Seguridad Nacional, visitó el país con el objeto de preparar la visita del presidente. James Reston, un periodista del *New York Times*, también estaba en China pues formaba parte de la avanzadilla que se había desplazado hasta allí antes de la visita de Nixon. Al poco tiempo de estar en China, Reston tuvo que someterse a una apendicectomía de emergencia. Después de someterse a la intervención en un hospital de Beijing y mientras se recuperaba, empezó a sentir molestias. «Li Chang-yuan, un médico de acupuntura del hospital, me insertó, con mi aprobación, tres largas y finas agujas en la parte externa de mi codo derecho y por debajo de mis rodillas, y las manipuló para estimular el intestino y aliviar la presión y la distensión de mi estómago[139] —escribió Reston en un artículo de primera página del *New York Times*, dejando constancia de su sorprendente introducción a la medicina tradicional china—. El doctor Li encendió dos conos compuestos por una hierba llamada ai [ye], que parecían las puntas encendidas de un puro barato, y me las acercó al abdomen mientras iba girando las agujas de vez en cuando». Reston siguió escribiendo hasta confesar que experimentó «una notable relajación de la presión y distensión en cuestión de una hora, y que no volvió a encontrarse mal después».[140]

Este artículo fue la primera introducción importante de la acupuntura al mundo occidental. El año siguiente se fundó en Estados Unidos la Asociación Nacional de Acupuntura, que ayudó a proporcionar formación en

---

139. James Reston, «Now, About My Operation in Peking», *The New York Times*, 26 de julio de 1971, https://www.nytimes.com/1971/07/26/archives/now-about-my-operation-in-peking-now-let-me-tell-you-about-my.html.

140. *Ibidem*.

acupuntura a los médicos occidentales. Un poco más tarde, ese mismo año, Nixon hizo su viaje por China; después, el general Walter R. Tkach, el médico personal de Nixon, se unió a la cruzada mediática de Reston y escribió un artículo para el *Reader's Digest* titulado: «Yo he visto que la acupuntura funciona». Y habló sobre el uso de la acupuntura como anestésico durante las operaciones en China. Otros médicos estadunidenses no tardaron mucho en viajar a China y al regresar afirmaron cosas similares, incluido al anterior médico del presidente Eisenhower, quien afirmó que había presenciado cómo un paciente fue anestesiado solo con acupuntura para someterlo a una complicada operación cerebral. La consecuencia fue un aumento del interés público sobre el tema en Estados Unidos, y aquella información también captó el interés de la comunidad médica. Un poco después, en 1973, el Servicio de Rentas Internas empezó a permitir que la acupuntura pudiera deducirse como gasto médico. El interés por las modalidades de curación complementarias creció tanto después de aquello que el Congreso de Estados Unidos acabó creando, en 1992, la Oficina de Medicina Alternativa. En 1998, los National Institutes of Health (NIH) (Institutos Nacionales de Salud) crearon el Centro Nacional de Medicina Complementaria y Alternativa, al que en el año 2014 le cambiaron el nombre para empezar a llamarlo Centro Nacional de Salud Complementaria Integral,[141] una agencia gubernamental diseñada para definir la utilidad y la seguridad de los cuidados médicos y de salud que, por lo general, no se consideran parte de la medicina convencional según los contextos científicos más rigurosos. (Estudios recientes han empezado a investigar el uso de la terapia musical para aliviar el estrés; la forma que tienen las personas de percibir dolores potenciales y reales y cómo afecta esto al sistema nervioso autónomo; y, mi preferida, cómo una taza de café puede reducir los efectos de la acupuntura sobre el dolor.[142])

---

141. «NCCIH Facts-at-a-Glance and Mission», The National Center for Complementary and Integrative Health, consultado el 1 de enero de 2018, https://nccih.nih.gov/about/ataglance.

142. «Needles and Coffee May Not Mix; Even a Low Dose of Caffeine Blocks Acupuncture's Pain Relief in Mice», The National Center for Complementary and Integrative Health, consultado el 1 de enero de 2018, https://nccih.nih.gov/research/results/spotlight/needles-coffee.

En la actualidad, más de tres millones de estadounidenses han probado la acupuntura, y la mayoría de los principales hospitales han integrado el tratamiento de alguna forma, como lo hicimos en el Lutheran. Centros médicos como la Cleveland Clinic prescriben las hierbas chinas. (En mi clínica también recetamos hierbas y utilizamos la moxa o la moxibustión, el mismo *ai ye*, el «puro barato roto» que Reston mencionaba en su artículo.) Además, los Institutos Nacionales de Salud ahora recomiendan que se enseñe acupuntura en las facultades de medicina.[143]

Recientemente, también ha habido una proliferación de estudios que demuestran que la acupuntura tiene efectos fisiológicos demostrables, en contraposición a la idea que en su momento dominó el mundo médico según la cual la acupuntura no era más que un «placebo teatral»,[144] como afirmó una revista. Se han utilizado ecografías Doppler para demostrar que la acupuntura aumenta el riegos sanguíneo y la circulación,[145] y las imágenes por resonancia magnética han demostrado que la acupuntura puede provocar cambios observables en el cerebro. Y existen amplias investigaciones que sugieren que con acupuntura se puede conseguir cualquier cosa, desde mejorar la calidad del sueño[146] hasta aumentar el riego sanguíneo del cordón umbilical de las mujeres embarazadas y aliviar los problemas de salud mental. (Un estudio de 2013 publicado en el *Journal of Alternative and Complementary Medicine* descubrió que la electroacupuntura —una forma de acupuntura en la que se transmiten leves corrientes eléctricas a través

143. Dominic P. Lu, D. D. S. y Gabriel P. Lu, «An Historical Review and Perspective on the Impact of Acupuncture», *Medical Acupuncture 25*, n.º 5 (2013): pp. 311–316.

144. D. Colquhoun y S. P. Novella, «Acupuncture Is Theatrical Placebo», *Anesthesia & Analgesia* 116, n.º 6 (2013): pp. 1360–1363.

145. S. Takayama y otros, «Evaluation of the Effects of Acupuncture on Blood Flow in Humans with Ultrasound Color Doppler Imaging», *Evidence-Based Complementary and Alternative Medicine* (2012).

146. D. W. Spence y otros, «Acupuncture Increases Nocturnal Melatonin Secretion and Reduces Insomnia and Anxiety: A Preliminary Report», *Journal of Neuropsychiatry and Clinical Neurosciences* 16, n.º 1 (2004): pp. 19–28.

de las agujas— era tan efectiva como el Prozac para reducir los síntomas de la depresión.[147])

Y, sin embargo, seguimos sin tener una explicación clara de por qué funciona la acupuntura. La ciencia —con su eterno deseo de encontrar una respuesta exacta— se ha esforzado mucho para encontrar un motivo razonable. Y, como resultado, se han propuesto diferentes teorías a lo largo de estas últimas décadas.

Una de las primeras explicaciones que se dio es conocida como la teoría de las endorfinas. Los investigadores estadounidenses, intrigados por la posibilidad de que la acupuntura se utilice como un potente anestésico (basándose en los informes del médico de Nixon y otros doctores) pero incapaces de aceptar la explicación de la MTC sobre los «canales» energéticos del cuerpo, sugirió que al insertar las agujas en el cuerpo el paciente liberaba una ráfaga de endorfinas, los analgésicos naturales del cuerpo. En realidad, los estudios han demostrado que al administrar la acupuntura los humanos, y también algunos animales,[148] liberan endorfinas —lo que podría explicar el estado placentero y esa sensación como de estar flotando que sienten algunas personas después del tratamiento—, pero hay dudas respeto al hecho de que esas endorfinas sean directamente responsables de la reducción del dolor como afirman los pacientes.[149] En uno de esos estudios,[150] por ejemplo, los investigadores emplearon la acupuntura para aliviar el dolor durante

---

147. S. Hua y otros, «Effects of Electroacupuncture on Depression and the Production of Glial Cell Line–Derived Neurotrophic Factor Compared with Fluoxetine: A Randomized Controlled Pilot Study», *Journal of Alternative and Complementary Medicine* 19, n.º 9 (2013): pp. 733–739.

148. C. H. Peng, M. M. Yang, S. H. Kok, y Y. K. Woo, «Endorphin Release: A Possible Mechanism of Acupuncture Analgesia», *American Journal of Chinese Medicine* 6, n.º 1 (1978): pp. 57–60.

149. J. N. Kenyon, C. J. Knight y C. Wells, «Randomized Double-Blind Trial on the Immediate Effects of Naloxone on Classical Chinese Acupuncture Therapy for Chronic Pain», *Acupuncture & Electro-Therapeutics Research* 8, n.º 1 (1983): pp. 17–24.

150. C. R. Chapman, C. Benedetti, Y. H. Colpitts y R. Gerlach, «Naloxone Fails to Reverse Pain Thresholds Elevated by Acupuncture: Acupuncture Analgesia Reconsidered», *Pain* 16, n.º 1 (1983): pp. 13–31.

varias intervenciones de cirugía dental. Cuando los pacientes habían experimentado un alivio considerable gracias a la acupuntura, se les administraba un opiáceo antagónico llamado Naloxone. Este medicamento se suele administrar a personas que han consumido una sobredosis de narcóticos, porque bloquea los efectos. Y funciona igual de bien bloqueando los efectos de los opiáceos endógenos, el sistema innato para aliviar el dolor que incluye las endorfinas. La idea era la siguiente: si la presencia de endorfinas explica los efectos de la acupuntura aliviando el dolor, el sufrimiento del paciente aumentaría cuando le administraran el Naloxone. Pero eso no ocurría en la mayoría de los estudios, aunque algunos sí que hablan de un efecto moderado. Esto dejó claro que un aumento del analgésico natural del cuerpo, a pesar de ser útil, no explica que la acupuntura alivie el dolor suficiente como para anestesiar a los pacientes durante una operación.

La idea de las endorfinas pronto se fusionó con otra teoría adaptada de una noción que ya estaba bastante arraigada en la medicina occidental llamada la «teoría del control sobre la puerta del dolor». La «puerta» del enunciado se refiere a la columna vertebral, que actúa como filtro del sistema nervioso, que controla las señales que deben llegar al cerebro. Una estimulación constante terminaría por cerrar la puerta; la falta de estimulación dejará la puerta abierta para que el cerebro pueda registrar una sensación nueva. Cuando esta teoría se aplica a la acupuntura la idea es que las agujas, al ofrecer estimulación, cierran la puerta, no dejan entrar el dolor en el cuerpo y posiblemente provoquen un cambio en la fisiología del cerebro que liberaría endorfinas o neurotransmisores que reducirían la sensación de dolor.[151]

Más adelante, otra hipótesis sugirió que las casi imperceptibles —y, debería añadir, indoloras— heridas que provocan las agujas en el cuerpo de una persona refuerzan el sistema inmune, cosa que pone en funcionamiento el proceso curativo. En concreto, el escozor de la herida

---

151. Markham Heid, «Does Acupuncture Work?» *TIME*, 29 de junio de 2016, http://time.com/4383611/acupuncture-alternative-medicine-pain/.

envía un mensaje al cuerpo que genera proteínas inflamatorias y otras formas de luchar contra las infecciones, aspirantes a agentes químicos curativos que inundan la zona de la herida, revolucionando el sistema inmune para que también pueda enfrentarse a mayores problemas.[152]

Cada una de estas teorías ofrece una interpretación diferente para explicar los efectos de la acupuntura en el cuerpo, y todas son correctas, aunque incompletas. Con eso me refiero a que la acupuntura no es solo una clase de intervención. Como acupunturista, yo utilizo agujas de formas diferentes en respuesta a las necesidades particulares de cada paciente. Si alguien tiene ciática, clavo los agujas a lo largo del nervio ciático, interrumpiendo su señal —cosa que podría incluirse en la teoría de la puerta—, pero también podría elegir clavar las agujas directamente en un espasmo muscular para deshacer los nudos, cosa que sería más bien una intervención mecánica parecida en el resultado al mensaje. También trataría los puntos de acupuntura que hay a lo largo del cuerpo que provocan la liberación de endorfinas en el paciente con el objetivo de ayudarlo a relajarse. (A veces los pacientes me preguntan: «¿Qué les pones a las agujas?» Se relajan tanto durante las sesiones que dan por hecho que he sumergido las agujas en alguna clase de sedante. Les explico que están experimentando una reacción química natural, una reacción que puede hacer sentir a una persona como si se acabara de tomar un Valium, sin tener que tomarlo realmente.)

Como la introducción de la acupuntura en Estados Unidos se hizo a través de la lente del alivio del dolor, la mayoría de las hipótesis que se han hecho sobre cómo funcionaba se centraron en sus efectos analgésicos. Pero los efectos de la acupuntura sobre el cuerpo son más complejos y sofisticados de lo que entiende la mayoría de la gente. Yo misma me dedico, principalmente, a practicar la medicina interna: busco la forma de mejorar el estado de algún órgano en particular o ayudo a algunas mujeres a quedarse embarazadas equilibrando las hormonas reproductivas. Por tanto, desde mi perspectiva, estas teorías

---

152. *Ibidem.*

solo explican una parte de la historia. A fin de cuentas, no responden algunas de las más profundas y misteriosas preguntas sobre la potencia de la acupuntura. ¿Por qué la cérvix de las mujeres que estaban de parto en el Lutheran dilataban más deprisa con ayuda de la acupuntura? ¿Cómo es posible que clavando una aguja en un punto de la pierna o el pie se provoque una reacción en el útero, un órgano que, según toda lógica médica, no está conectado con esas partes del cuerpo? ¿Cómo puede ser que practicando acupuntura en el cuero cabelludo de personas que han sufrido una apoplejía en una zona específica del cerebro, como aprendí a hacer observando a un practicante chino, los pacientes recuperen la movilidad del brazo izquierdo que antes tenían paralizado?[153]

Por tanto, me embarqué en busca de una teoría que englobara todos los poderes de la acupuntura, desde el alivio del dolor hasta los tratamientos de fertilidad o las recuperaciones espectaculares. Y desde el principio tuve la sensación de que la clave de la investigación estaría en esa forma que tienen de agarrarse las agujas.

Y para ello tuve que volver al principio. Tuve que investigar sobre el desarrollo del embrión y la forma que tiene de organizarse para encontrar la forma de comunicarse internamente por todo el cuerpo.

Hace algunos años, en una conferencia sobre acupuntura en Vancouver, conocí a un cirujano y especialista en urgencias médicas británico llamado Dan Keown. Había acudido a esa conferencia porque resulta que también es acupunturista titulado. En aquella época, Keown había provocado mucho revuelo en los círculos de medicina china porque acababa de publicar un libro en el que se hacía una sencilla pero desarmadora pregunta (y que él era el único preparado para contestar): ¿qué aprenderían los médicos occidentales si estudiaran medicina oriental?

---

153. Ming Qing Zhu y Moyee Siu, «Can Acupuncture Really Benefit Stroke Recovery?», Pacific College of Oriental Medicine, https://www.pacificcollege.edu/news/blog/2015/07/27/can-acupuncture-really-benefit-stroke-recovery.

En su libro, *The Spark in the Machine: How the Science of Acupuncture Explains the Mysteries of Western Medicine*,[154] Keown hace una afirmación sólida —basada, en gran parte, en la investigación de Charles Shang, un profesor e investigador del Baylor College of Medicine— y explica que el embrión humano desarrolla nódulos que funcionan como centros de organización, dictando cómo nuestro cuerpo toma forma además de crear una red eléctrica que se corresponde con los puntos y los canales de acupuntura de la medicina china.

Tal como lo describe Keown, no hay otro momento en el que la capacidad de sistematizar sea más impresionante que durante el estado embrionario. «El nivel de [organización] necesario para crear un bebé humano es sencillamente asombroso —escribe—. En nueve meses una sola célula se multiplica hasta haberse convertido en 10.000.000.000.000 de células. Ya solo eso es toda una gesta, pero mientras hace eso se [organizará] para conseguir todo lo que damos por hecho para garantizar que ese ser humano gozará de una buena salud».[155]

Como la mayoría de las comunicaciones que se dan en el cuerpo humano se hacen o bien mediante el sistema nervioso o bien a través de la sangre, el sentido común nos empuja a creer que estos mismos sistemas son los que están en funcionamiento durante la embriogénesis. Y, sin embargo, al estudiarlo más detenidamente, no es algo que parezca muy probable. En la cuarta semana de embarazo, el embrión solo mide medio centímetro, es más pequeño que un grano de arroz. El sistema nervioso y los vasos sanguíneos han empezado a formarse, pero todavía no están lo bastante desarrollados como para funcionar como canales de comunicación. Y sin embargo, y de algún modo, cada una de esas células —y hay más de veinte mil llegados a este punto— sabe exactamente lo que debe hacer.

---

154. D. Keown, *The Spark in the Machine: How the Science of Acupuncture Explains the Mysteries of Western Medicine* (Singing Dragon Publishers, Londres, 2014).

155. *Ibidem*, 50.

El proceso biológico responsable de que un organismo desarrolle su forma se llama morfogénesis (de la palabra griega *morphê*, que literalmente significa «comienzo de la forma»). En el embrión, esto ocurre gracias a los morfógenos, poderosos factores de crecimiento específicos de las células embrionarias. Los morfógenos no tienen que viajar por la sangre para funcionar. Lo que hacen es diseminarse a través de los espacios que hay entre las células. Si una clase específica de morfógeno alcanza un nivel específico de concentración, entonces empuja al embrión a formar una nueva extremidad, un órgano o alguna otra estructura, y lo hace activando los genes involucrados en ese proceso. El término «morfógeno» fue acuñado, sorprendentemente, por un conocido especialista en descifrar los códigos de los nazis durante la Segunda Guerra Mundial, Alan Turing, quien escribió un artículo en 1952 titulado «The Chemical Basis for Morphogenesis»,[156] donde describe un modelo químico y matemático para explicar cómo crece el embrión.

Según la teoría de los sistemas, muchos componentes interactúan los unos con los otros, utilizando centros organizativos, donde las líneas de comunicación se cruzan y se dispersan de forma eficiente, creando una cadena de mando. Y, según la teoría de Turing, así es como el embrión dirige su crecimiento. Los centros organizativos, o nódulos, de nuestros cuerpos son colecciones de células especializadas. Sin embargo, al contrario que sucede con las células que los rodean, no se mueven, ni crecen ni se diferencian. Lo que hacen es regular y controlar las células que los rodean dando órdenes para formar un brazo, un riñón o el cristalino de un ojo.

La existencia de esos nódulos se descubrió en la década de 1930, aunque fue en anfibios, y ocurrió cuando un embriologista alemán llamado Hans Spemann identificó las zonas de los embriones que dirigen el desarrollo de grupos de células en tejidos específicos y órganos y extremidades. Spemann también fue capaz de trasplantar nódulos en un

---

156. A. M. Turing, F. R. S., «The Chemical Basis of Morphogenesis», The Royal Society Publishing, 14 de agosto de 1952, DOI: 10.1098/rstb.1952.0012

segundo embrión en sus experimentos y, al hacerlo, también trasplantó su control de crecimiento y desarrollo. En realidad, Spemann fue capaz de dar vida a criaturas dalinianas al manipular esos centros organizativos, y creó salamandras con dos cabezas y ranas con párpados por todo el cuerpo. (En 1928, Spemann fue el primero en conseguir, por accidente, la transferencia nuclear de células somáticas —creando un embrión viable partiendo de un óvulo y una célula somática—, cosa que sentó un precedente para la clonación.) Siete años después, en 1935, le concedieron el Premio Nobel en Fisiología «por haber descubierto el efecto organizativo en el desarrollo embrionario».

Estos centros organizativos, o nódulos, señala Keown, están localizados en los puntos de acupuntura más importantes. Y forman una red que se parece mucho al mapa de los canales de acupuntura de la medicina china. (Los puntos y los canales de acupuntura se han identificado claramente mediante distintas investigaciones: un estudio del año 2014,[157] publicado en el *Journal of Electron Spectroscopy and Related Phenomena*, se sirvió de tomografías computarizadas [TC] con radiación de sincrotrón [que ofrece lecturas más sofisticadas] de los puntos de acupuntura y los que no lo son. Demostró que los puntos de acupuntura tenían un número mucho mayor de diminutos vasos sanguíneos que se enroscan hacia dentro o se bifurcan alrededor de otros vasos mayores o más gruesos. Además, estos puntos y canales se han identificado en otros experimentos donde se han utilizado imágenes por resonancia magnética,[158] imágenes por infrarrojos, fotografía térmica LCD[159] y ultrasonidos.[160])

---

157. «CT Scans Reveal Acupuncture Points», HealthCMi, 4 de enero de 2014, http://www.healthcmi.com/Acupuncture-Continuing-Education-News/1230-new-ct-scans-reveal-acupuncture-points.

158. *Ibidem.*

159. A. Ovechkin, S. M. Lee y K. S. Kim, «Thermovisual Evaluation of Acupuncture Points», Acupuncture & Electro-Therapeutics Research, 26, n.º 1–2 (2001): pp. 11–23.

160. N. Tsuruoka, M. Watanabe, T. Seki, T. Matsunaga y Y. Hagaa, «Acupoint Stimulation Device Using Focused Ultrasound», Conference Proceedings: IEEE Engineering in Medicine and Biology Annual Conference (2010): pp. 1258–1261.

¿Eso significa que los puntos de acupuntura son restos de anteriores centros organizativos embrionarios? Charles Shang, licenciado en Harvard y profesor adjunto de medicina en Baylor —cuyos estudios desarrolla Keown en su libro[161]—, ha investigado este fenómeno en una serie[162] de artículos que se empezaron a publicar en el año 2001.[163] En esos artículos, Shang introduce su Teoría de la Acupuntura sobre el Control de Crecimiento, ofreciendo una ilustración bioenergética del mapa de acupuntura del cuerpo. A lo largo de su trabajo, Shang también ha demostrado que las células especializadas que forman nuestros nódulos continúan teniendo una función regular durante el resto de nuestras vidas. «Cuando los humanos alcanzan la madurez, tienen que conservar el control en lugar de instalarlo», escribe Keown, lo que significa que el sistema organizativo del cuerpo —y la energía eléctrica, lo que la medicina china llamaría qi, que circula a través de él— está en su nivel más poderoso cuando somos jóvenes y después envejece con nosotros, y no desaparece, sino que cambia de función.

Si los nódulos se traducen en puntos de acupuntura, entonces ¿cuál es la explicación biológica para los canales —o caminos— por los que viaja nuestra energía eléctrica? A medida que el embrión va creciendo y se convierte en un organismo más complejo, se divide en compartimentos, delineando claramente una parte del cuerpo de otra. Estos compartimentos están envueltos de un tejido conectivo especial confeccionado, principalmente, de colágeno, conocido como «fascia».

La fascia está por todo el cuerpo. Nos apuntala la piel; también pega, estabiliza, encierra y separa los músculos y otros órganos internos. Hay tres formas: superficial, profunda (que es el tejido conectivo que se ve afectado por la acupuntura) y visceral; está íntimamente implicada

---

161. D. Keown, *The Spark in the Machine: How the Science of Acupuncture Explains the Mysteries of Western Medicine* (Singing Dragon Publishers, Londres, 2014).

162. C. Shang, «Prospective Tests on Biological Models of Acupuncture», *Evidence-Based Complementary and Alternative Medicine* 6, n.º 1 (2009): 31-39.

163. C. Shang, «Electrophysiology of Growth Control and Acupuncture», *Life Science* 68, n.º 12 (2001): pp. 1333–1342.

con la nutrición de todas las células del cuerpo, incluidas las de las enfermedades. También es extremadamente fuerte, «tan fuerte», como señala Keown, «que en la época de los tenistas profesionales Bjön Borg y John McEnroe, las cuerdas de las raquetas se hacían con fascia de estómago de vaca».[164] La fascia es impenetrable para casi todas las sustancias biológicas; es tan infranqueable que se convierte en una especie de tobogán, o camino resbaladizo, para un gran número de sustancias de nuestro cuerpo: el agua, el aire, la sangre, incluso la electricidad. En realidad, la fascia no solo es un conductor y resistor eléctrico capaz de transmitir señales eléctricas a través del cuerpo; además —y de forma sorprendente—, también puede generar su propia electricidad.[165]

Por tanto, se dice que la fascia es lo que conduce la energía eléctrica, o el qi, cuando viaja por nuestro cuerpo. «Los especialistas en anatomía han definido muy bien estos senderos de fascia —señala Keown—, aunque no estaban describiendo la fascia, sino los tejidos que encierra.»[166] Es incluso un principio de la cirugía, que aboga por cortar siguiendo los planos fasciales —tratando siempre de no cortar la fascia a menos que sea absolutamente necesario pues conlleva mayor riesgo de adherencias, esencialmente al cortar el sistema organizativo del cuerpo—, sin darse cuenta de que estos caminos no están ahí solo para facilitarles las incisiones. «Cuando Occidente habla de planos fasciales, Oriente habla de canales de acupuntura —comenta Keown—. No es que ambas visiones sean contradictorias; solo es una cuestión de interpretación. Es posible que Occidente todavía no tenga una fuerza comparable al qi, pero eso solo es porque no ha intentado explicar el poder holístico que se esconde detrás de la autoorganización embrionaria».[167]

---

164. D. Keown, *The Spark in the Machine: How the Science of Acupuncture Explains the Mysteries of Western Medicine* (Singing Dragon Publishers, Londres, 2014), p. 77.

165. T. W. Findley, «Fascia Research from a Clinician/Scientist's Perspective», *International Journal of Therapeutic Massage & Bodywork* 4, n.º 4 (2011): 1–6.

166. *Ibidem*, 79.

167. *Ibidem*, 85.

(Por casualidad, la fascia también ha tenido su importancia a la hora de desmitificar una anomalía que a veces se da en los estudios de acupuntura. En algunos estudios los investigadores utilizan «falsa acupuntura», que puede significar clavar agujas en puntos que no son de acupuntura o utilizar agujas retractables que no penetran la piel, para medir los efectos de la acupuntura «auténtica». En algunos de estos estudios, la acupuntura legítima solo funciona ligeramente mejor que la falsa, cosa que ha llevado a algunos investigadores a concluir que la acupuntura, en general, no es más que un placebo. Sin embargo, dada la naturaleza conductiva de la fascia, clavar agujas en cualquier punto de un plano fascial debería tener un efecto conductivo, aunque no sea tan potente como cuando se tratan directamente los puntos de acupuntura. En cuanto a las agujas que no penetran la piel, la acupresión o las agujas superficiales pueden provocar una pequeña oscilación que estimula la actividad eléctrica lo suficiente como para activar ligeramente los puntos de acupuntura.[168])

Sin embargo, la medicina occidental ha empezado a investigar —y a aceptar— la idea de que las señales bioeléctricas son necesarias para la formación del cuerpo. En el año 2011, dos biólogos de la Universidad de Tufts publicaron un estudio acompañado de un vídeo[169] (que se ganó la mala reputación en Google de ser conocido como «cara de la rana eléctrica») donde afirmaban haber descubierto que las señales bioeléctricas pueden conseguir que grupos de células enteros formaran los patrones necesarios para crear la formación facial y de la cabeza de una rana, y habían capturado el proceso en un vídeo a cámara rápida.

«Nuestro estudio demuestra que el estado eléctrico de una célula es fundamental para el desarrollo. Las señales bioeléctricas parecen regular una secuencia de hechos, no solo uno —dijo Laura Vandenberg, la primera autora del artículo publicado en *Developmental Dynamics*—.

---

168. D. Church and D. Feinstein, «Manual Stimulation of Acupuncture Points in the Treatment of Post-Traumatic Stress Disorder: A Review of Clinical Emotional Freedom Techniques», *Medical Acupuncture* 29, n.º 4 (2017): pp. 194–205.

169. Tufts University, https://www.youtube.com/watch?v=ndFe5CaDTlI.

Los biólogos especializados en el desarrollo están acostumbrados a pensar en secuencias en las que un gen produce una proteína que, a su vez, acaba conduciendo al desarrollo de un ojo o de la boca. Pero nuestra investigación sugiere que se necesita algo más —una señal bioeléctrica— para que esto pueda ocurrir.»[170]

El equipo de la Universidad de Tufts también descubrió que interrumpir las señales bioeléctricas estaba relacionado con las anomalías craneofaciales. Algunos embriones fabricaban dos cerebros en lugar de uno; otros tenían nervios ópticos más gruesos de lo normal o tenían carencias en el desarrollo de la nariz o la mandíbula.

«Estos descubrimientos sugieren que lo que pensábamos sobre cómo las células saben lo que tienen que hacer es incompleto —concluyo Vandenberg—, y esta es una forma de terminar esa historia. O de tomar una ruta nueva para esa historia.» O incluso de revisar las investigaciones del pasado: recordemos los estudios de Robert O. Becker con aquellas salamandras amputadas (de los que hablamos en el capítulo 2) y cómo descubrió que había un cambio en la carga eléctrica en el muñón —cosa que sugería potencial eléctrico— cuando la extremidad empezaba a crecer de nuevo.

«Cara de la rana eléctrica» no solo se basa en el trabajo de Becker, también reafirma las investigaciones de Keown y Shang, y ambos proponen que existe una clase específica de señal eléctrica —que ellos ven como el qi— que está dirigiendo el patrón celular.

Sin embargo, la medicina china pone el énfasis en cambiar la naturaleza del qi, que es —al mismo tiempo— una sustancia material y una fuerza etérea que integra mente, cuerpo y espíritu. Todas las cosas del universo, desde nuestros cuerpos hasta las estrellas, son el resultado de un ciclo continuo, la reunión y la dispersión del qi. «Si definimos el qi como una energía organizativa, funcionaría en el cosmos. Allí también hay orden —como me dijo Keown cuando hablamos—[171], que es el

---

170. Tufts Now, http://now.tufts.edu/news-releases/face-frog-time-lapse-video-reveals-never-seen.

171. Daniel Keown, en conversación con la autora en febrero de 2017.

gran objetivo de la física: el santo grial de la física. La idea de que existe una fuerza que lo explica todo». Nuestro campo de energía personal, nuestro qi, no es solo la inteligencia del cuerpo y el sistema de organización, también es un microcosmos del mayor campo de todos, el campo del que emerge la vida, el tao.

Nunca entendí todo esto mejor que cuando todavía estudiaba en la escuela de San Diego y me encontré con uno de mis profesores, Z'ev Rosenberg, cuando yo estaba paseando por la playa. Estaba en la orilla contemplando el agua. En medicina china, las pistas iniciales para establecer un diagnóstico las obtenemos tomándole el pulso al paciente, que nos ofrece varias velocidades y profundidades para los distintos órganos. Cuando le pregunté a Z'ev qué estaba haciendo, me contestó que estaba practicando para tomar mejor el pulso. «Las ondas de la orilla son el resultado de las olas grandes que hay a lo lejos, y se reflejan en ellas», me dijo. Y de una forma similar, el pulso de la muñeca contiene una vibración energética procedente de las profundidades del cuerpo. Los antiguos chinos se basaban en esa información porque no disponían de herramientas de diagnóstico como las que tenemos hoy día. Y, sin embargo, el complejo sistema de diagnóstico a través del pulso sigue funcionando igual de bien hoy que hace miles de años. Hay un motivo por el que la acupuntura ha perdurado en el tiempo. En esencia demuestra que somos capaces de sanar en respuesta a una carga, una ráfaga de información nueva, igual que el universo, o el tao, está cambiando constantemente en respuesta a la información que enviamos nosotros.

SÉ TU PROPIO SANADOR

Acupresión

Dada la importancia embriológica de los puntos de acupuntura, ha llegado la hora de conocer cuáles son algunos de los más importantes del cuerpo. Puedes masajear esos puntos, utilizando una técnica conocida como acupresión, que generará y transmitirá energía a través del cuerpo. Un acupunturista experimentado utilizaría esos puntos como parte de un tratamiento completo, empleando una amplia variedad de ubicaciones para estudiar la sintomatología completa del paciente. Sin embargo, para lo que nos ocupa ahora, vamos a emplearlos para centrarnos en una zona específica del cuerpo.

Intestino grueso 4

Si te miras el reverso de la mano y pegas el pulgar al lateral de la mano, verás que se forma una arruga. En la base de esa arruga hay un bulto. Utiliza el pulgar de la mano opuesta para presionar el músculo que se encuentra en el punto más alto de ese bulto. Presiona en dirección a la mano. Masájealo hasta que encuentre una zona sensible. Aguanta, ejerciendo una presión continua, durante algunos minutos o hasta que notes que la sensibilidad disminuye.

Puedes utilizar este punto para cualquier problema de la cabeza y el cuello, incluyendo el dolor facial, el dolor dental, el dolor de cabeza o la tensión acumulada en el cuello y los hombros.

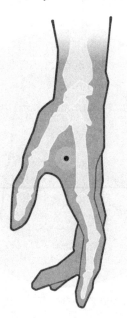

Estómago 36

Desliza la mano por la parte exterior de tu rodilla hasta el extremo del hueso de la espinilla y encontrarás una pequeña hendidura unos cuatro dedos por debajo de la rodilla. Masajea esa zona ejerciendo una presión continua durante algunos minutos o hasta que notes que la sensibilidad disminuye.

Los chinos llaman a este punto Zu San Li, que suele traducirse como «la pierna de las tres millas». En la antigüedad, animaban a los soldados chinos a masajearse ese punto para ayudarlos a caminar tres millas más. También puedes utilizarlo para generar energía, además de para tratar los problemas digestivos.

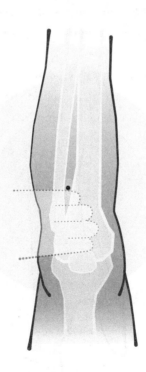

Bazo 6

Alarga la mano hasta la cara interior del tobillo y busca el hueso que sobresale (se llama maléolo medial). Desliza el dedo unos tres dedos hacia arriba desde el centro del maléolo medial (en la ilustración, el cuarto dedo de debajo está descansando sobre el maléolo medial) y encuentra una zona que notes especialmente sensible. Masajéate esa zona ejerciendo una presión continua durante algunos minutos o hasta que notes que la sensibilidad disminuye.

Este es el punto de acupuntura que yo utilizaba en el hospital para aliviar los dolores de parto. Debido a los efectos que produce en el útero, no debería utilizarse durante el embarazo excepto durante el parto. Si no estás embarazada, puedes utilizarlo para aliviar cualquier incomodidad que sientas en la parte inferior del abdomen, incluidos los calambres menstruales, los gases o los calambres del estómago.

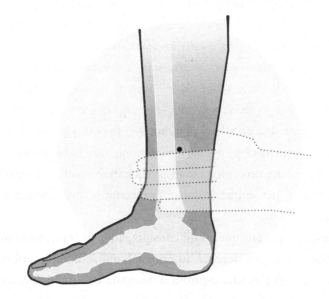

6

ACTIVIDADES CON LAS MANOS

En el año 2012, Yinova, mi consulta privada, se estaba expandiendo y contraté una naturópata llamada Carla Kreft para que trabajara con nuestros pacientes. Los médicos naturópatas son doctores que han estudiado las mismas ciencias básicas que los médicos convencionales y utilizan los mismos diagnósticos médicos occidentales, pero adoptan un enfoque holístico, animando a sus pacientes a pensar en las causas subyacentes que puedan estar causando sus enfermedades, y, básicamente, tratan a sus pacientes con remedios naturales. Lo primero que había escuchado decir sobre Carla —aparte de que la respetada directora de su escuela de naturopatía me dijo que era la estudiante más brillante que había pasado por sus aulas— fue que procede de una larga estirpe de sanadores y místicos peruanos y que había quien afirmaba haber visto cómo un espíritu malvado la lanzaba contra la pared de una habitación. Y pensé que, como mínimo, tenía que conocer a aquella mujer.

Carla no solo enriqueció mi consulta, además transformó mi forma de verme como practicante. Su ética laboral se alineó perfectamente con la mía —ella es una rigurosa naturópata con una inclinación biomédica, además de una solvente sanadora—, pero también poseía una claridad de propósito a la que yo no siempre conseguía acceder. En otras palabras, tenía una actitud vigorizante que me encantaba, aquella chica no estaba para tonterías.

Un día, cuando hacía poco que trabajaba en Yinova, después de observar cómo yo trataba a un paciente en una sesión de acupuntura, se quedó junto a la puerta de la consulta. La impresión que causaba era fabulosa: era una madre de Quenns con un ligero aire chamánico. Aquel día llevaba la melena negra recogida en un moño informal —ese pelo salpicado de tonos grises— y sus juguetones e inteligentes ojos marrones me transmitieron que tenía algo que decirme. Así que le hice un gesto como diciendo: adelante.

Ella sonrió y dijo: «Ya sabes que ya no necesitas las agujas, ¿verdad?» Sí, la verdad era que sí que lo sabía, y lo sabía desde hacía un tiempo, aunque me resistía a admitirlo incluso para mis adentros. Pero Carla tenía razón: las agujas ya no eran esenciales para el trabajo que yo hacía.

Y, aun así, me resistía a dejarlas. Había aprendido a depender de las agujas, y en la acupuntura como un todo. Para empezar, sentía que ser una profesional licenciada me había proporcionado un lugar respetado dentro de la comunidad médica. Me enorgullecía de practicar medicina china. Me había esforzado mucho para obtener una licencia de acupunturista. Había necesitado mucho rigor y mucha disciplina para pasar los exámenes para obtener el título. Y, cuando me convertí en acupunturista diplomada, descubrí que los cimientos de la medicina china me proporcionaban la estructura que necesitaba para manejar los casos de mis pacientes de la forma que más les ayudaba. Y aquello no solo me ayudó a seguir siendo una persona humilde —sabía que vivía entre gigantes—, también me ayudó a seguir siendo honrada. Para mí era básico ofrecer un servicio que consideraba beneficioso.

Entonces empecé a preocuparme por la posibilidad de desviarme del legítimo campo del trabajo energético con tan nobles valores educativos y éticos[172] y adentrarme en un mundo prácticamente desprovisto de normas. Me sentía un poco como si me estuviera aventurando por el Salvaje Oeste. Hay muchas personas que se dedican a la curación

---

172. L. Katerina y T. Cynthia, «The Regulation of the Practice of Acupuncture by Physicians in the United States», *Medical Acupuncture* 29, n.º 3 (2017): pp. 121–127.

energética con mucho talento y son muy eficaces —yo misma he conocido a un buen número de ellas mientras me esforzaba por comprender cómo funciona la medicina energética—, pero también hay falsos sanadores sin escrúpulos, los estafadores y los gurús de medio pelo. Estas personas pululan en los límites de la medicina alternativa, donde la formación es opcional y las negligencias quedan impunes. Yo misma me he topado con esa clase de personas a lo largo de los años, y también he visto cómo me quitaban algunos pacientes.

También me sentía segura con la acupuntura a nivel personal. Desde que había empezado a tener conciencia de la habilidad que poseía para curar, siempre había tenido también la sensación de que era algo muy raro. Peleé contra ello, pues sabía por lógica que era una inhibición inútil, pero no pude evitar dejar de sentir un profundo rechazo cuando se me ocurrió la posibilidad de cambiar mi ocupación y pasar a ser una «sanadora energética». (A pesar de que la acupuntura también es un tipo de trabajo energético —cosa que significaba que técnicamente ya era una sanadora energética—, este nuevo reino de medicina energética en el que emplearía solo mis manos como conductor me resultaba completamente diferente.) Cuando había trabajado con Andrew, aquel paciente con cáncer de próstata que tuve doce años atrás, yo había empleado la curación mediante la imposición de manos, y a pesar de que había notado la fuerza que me recorría el cuerpo en cada una de nuestras sesiones, me había sentido un poco insegura sin las agujas que me hacían sentir como una auténtica sanadora. Desde entonces, yo había tratado a pacientes de ambas formas. Podía respaldarme en la seguridad de las agujas y el sólido historial de la acupuntura, además de tener el espacio para explorar la posibilidad de conectar con una fuente de energía superior cuando me parecía oportuno.

En aquella época intenté, con menos fluidez e inteligibilidad, como he comentado antes, explicarle todo esto a Carla. Pero ella no me hacía caso. «Tienes más poder del que imaginas —me animó—. Me he dado cuenta de que solo utilizas una fracción de tus habilidades porque tienes miedo.»

Y le pedí que me enseñara cómo curaba a la gente con su propia clase de curación energética. Por aquella época yo ya había conocido a Bill Bengston y conocía su técnica y, por supuesto, ya tenía mucha experiencia con mi método, mucho más intuitivo. Pero tenía mucha curiosidad por aprender de Carla, porque su método era una combinación de las lecciones que había aprendido de expertos espiritistas de su familia peruana y una inusual tradición curativa gnóstica egipcia. Entre esas dos influencias, ella había aprendido a ver y utilizar la guía de los espíritus para conectar con los chacras del cuerpo para conseguir información y acceder a dimensiones de otros mundos. («Puedo describirte con todo detalle la alfombra que hay en la escalera de la casa donde creciste», me dijo a modo de ejemplo para demostrarme cómo podía colarse en un reino aparentemente inaccesible.)

Aunque la propia Carla no se considera chamán por respeto a sus tradiciones tribales, la mayor parte de las técnicas que practica proceden de esa tradición. El chamanismo, en su forma primitiva —desprovisto de las indignantes capas de interpretaciones *new age* que nosotros, en Occidente, hemos proyectado en esas prácticas durante los últimos años de la historia—, encarna la sabiduría espiritual de una gran variedad de tribus autóctonas. En realidad, el término «chamanismo» lo emplearon por primera vez un grupo de arqueólogos occidentales que habían estado observando las antiguas religiones de turcos y mongoles, además de las tribus afincadas en Siberia, China y el norte de Eurasia. Los antropólogos occidentales empezaron a utilizar el término en un sentido amplio, abarcando rituales independientes que habían descubierto en religiones de otras partes de Asia, África, Australasia y algunas zonas del continente americano. Últimamente, el chamanismo ha sido absorbido por una cultura nueva de sanadores que practican sus métodos en grandes ciudades, como Manhattan, Los Ángeles y Sidney, y que ofrecen una combinación de curación energética, meditación, orientación astrológica y —y no estoy de broma— sesiones en *jets* privados.

Sin embargo, básicamente el chamanismo describe la capacidad de una persona para hacer las veces de intermediario, o mensajero, entre el mundo espiritual y el humano. Lo habitual es que un chamán tenga la habilidad de entrar en estado de trance —o, como lo llamó el historiador de las religiones rumano Mircea Eliade, un «éxtasis religioso»[173]— con el objetivo de ofrecer orientación y curación. Carla se describe a ella misma en particular y a los chamanes en general como «alguien que posee una conexión muy fuerte con la naturaleza y comprende el mundo a través de esas fuerzas naturales».[174] Sin embargo, la práctica del chamanismo varía geográficamente. Carla, cuya familia es de una pequeña aldea de la jungla cerca de Iquitos, la ciudad más grande de la Amazonia peruana, me explicó que incluso dentro del chamanismo peruano existe una gran diferencia entre los que lo practican en la jungla y los que lo practican en las montañas. «Es una diferencia cosmológica —dice—. En las montañas tienen un vocabulario diferente; las ceremonias son distintas; la música es distinta; la dieta es distinta; todo el proceso es distinto debido a la región».[175]

Iquitos también es un destino muy popular para las personas interesadas en hacer el «turismo de la ayahuasca», donde los occidentales se reúnen para tomar el alucinógeno. Aunque algunos grupos poseen permisos especiales por motivos religiosos, en general es ilegal distribuir ayahuasca en Estados Unidos. Sin embargo, su popularidad es tal que mucha gente, entre la que me incluyo, la han probado, y a menudo viajan al extranjero solo para poder hacerlo. La ayahuasca solo es uno de los miles de remedios que utilizan los chamanes, y Carla cree que debería tratarse con respeto y no tomarse a la ligera. Como me explicó, «la ayahuasca requiere un compromiso con un estilo de vida específico; los indígenas utilizan rituales para prepararse para tomarla».[176] La preparación puede incluir periodos de celibato sexual, dietas estrictas y

---

173. M. Eliade, *Shamanism: Archaic Techniques of Ecstasy* (Princeton: The Princeton/Bollingen Series in World Mythology, 2004).

174. Carla Kreft, en conversación con la autora.

175. *Ibidem.*

176. *Ibidem.*

pruebas especiales, como pasar tres días solo en la jungla con el objetivo de afrontar los miedos propios. El objeto de la preparación es reducir los deseos y las ambiciones por los placeres terrenales como el sexo o la comida, además de ayudar a enfrentarse a sus propios demonios. Con esta clase de preparación, el participante puede interpretar el viaje de ayahuasca con más claridad y menos miedo, y el resultado puede ser una experiencia profundamente espiritual.[177]

Me pareció muy interesante descubrir que Carla había tenido una infancia bastante traumática, como yo. Su padre era alcohólico y eso la hacía sentir que «había peligros en casa» y, en consecuencia, describe una sensación parecida de estar siempre en alerta. «Nunca sabía lo que iba a pasar —me confesó—. Y por eso aprendí a calar a las personas.»[178]

Por eso sentí que me estaba poniendo en manos de una persona capaz y compasiva la tarde que entré en mi propia consulta y me tendí en la camilla para que Carla pudiera tratarme. Al principio me ayudó a ir haciendo unos ejercicios muy parecidos a los que he incluido en este libro: visualicé una cuerda afianzada en el suelo, como un ancla, que me aferraba a la tierra y después imaginé cómo la luz salía de mí. Sin embargo, en este caso, yo aprendía, observando a Carla, cómo explicarle al paciente a hacerlo también. Carla estaba de pie detrás mío y narraba lo que iba visualizando, que en ese momento era mi energía espiritual en forma de caudaloso río de luz. Ella guio aquel río de luz para que se colara a través de mi chacra y entrara en mi cuerpo. Me sentí eufórica y ligera cuando lo hizo, como un globo aerostático que fuera a despegar en cualquier momento. Después se colocó en el otro extremo de la camilla, a mis pies, y se visualizó extrayendo la energía de la tierra, cosa que solidificó la ligera sensación que yo estaba experimentando y me hizo sentir mucha paz. Metió esa energía en mi cuerpo a través de mis pies para que se mezclara con la luz. Cerré los ojos y empecé a ver co-

---

177. *Ibidem.*

178. *Ibidem.*

lores vivos. Era consciente de que Carla tenía los brazos sobre mí, y notaba movimiento en mi cuerpo cuando reaccionaba.

Su formación chamánica proporciona a Carla acceso a la energía que circula entre nosotros, que ella ve como si fuera una red de líneas que se conectan al cruzarse las unas con las otras. Eso también significa que, como Kiran, ella puede ver áreas de esa energía. Esta sensación de conexión también está expresada en la medicina china. Para los filósofos chinos somos un microcosmos del campo de energía superior, representaciones individuales del tao; los chamanes dicen que estamos conectados a un reino espiritual que no podemos ver pero podemos sentir. Esta idea está representada en las leyes de la física, que afirman que somos energía condensada en forma física, la misma energía que existe en grandes cantidades en el universo.

Yo ya había llegado a algunas partes del ritual de Carla de forma natural —por ejemplo, ya me había imaginado llenando de luz a mis pacientes durante los tratamientos—, pero no les había pedido a mis pacientes que ellos también lo visualizaran durante el tratamiento. Dada mi ambivalencia respecto a la posibilidad de anunciar mis habilidades sanadoras, no me había permitido estructurarlo. Carla me ayudó a aceptar —y a afrontar con disciplina— mi aptitud natural para practicar la curación energética.

En aquella misma sesión me habló de los chacras. Evidentemente, yo ya había considerado los chacras —en especial cuando trabajaba en el hospital para enfermos terminales y podía sentir la energía de un paciente moribundo saliendo de su cuerpo a través del chacra corona—, pero todavía no lo había integrado en mi día a día como fuente de curación. A pesar de que los chacras se consideran un concepto indio («chacra» es una palabra que procede del sánscrito) y coinciden con la acupuntura en eso de que están situados en los puntos de acupuntura más importantes, Carla los consideraba poderosos centros de energía y los había integrado en su trabajo. Carla, basándose en los cimientos de su herencia cultural, extrae conocimientos de las diferentes partes de su formación ecléctica para crear un tratamiento curativo propio.

«Cuando estoy curando a algunas personas noto algo más físico; es más profundo y dentro de las fronteras de su cuerpo. Con otros, siento algo fuera del cuerpo pero dentro de su campo de energía —me explicó Carla aquel día—. En cualquier caso, siempre soy capaz de sentir sus chacras. Los chacras están en la frontera entre lo físico y lo no físico.»[179] Carla no solo era capaz de percibir esos remolinos de los centros de energía, también el campo de energía que rodea el cuerpo, a veces denominado aura (y también «la descarga de la corona» por Kirlian, el fotógrafo del capítulo 2). Los chacras y el campo de energía del cuerpo funcionan juntos como un sistema integrado, los chacras son los puntos por los que la información entra y sale del cuerpo.

Hay siete chacras principales, o «ruedas» si traducimos el sentido exacto de la palabra del sánscrito. Se cree que cada uno de ellos tiene un papel específico para mantener a la persona en equilibrio. El primero, por ejemplo, es el chacra raíz (Muladhara), que se ocupa de ayudar a la supervivencia diaria de la persona o, como lo describe Carla, el sentido que tiene cada persona de «pertenecer a este mundo; la pregunta más básica: "¿Tengo derecho a estar aquí?"» (Consulta la meditación que encontrarás al final de este capítulo y encontrarás una explicación sobre todos los chacras.)

«Yo, personalmente, trabajo con las personas casi como si se tratara de un chequeo —me explicó Carla—. Voy uno por uno, a cada chacra, y proyecto un poco de energía con mi mano a través de la parte de delante [del cuerpo de una persona] y siento cómo sale por detrás. Si el chacra está sano, si tiene el tamaño apropiado, el movimiento es sencillo, puedo notar la energía que he proyectado por delante saliendo por detrás. Pero si hay algún problema, puede ser muy débil o desplazarse muy despacio, como el pulso. A veces, si alguien está muy bloqueado, proyecto energía desde la parte de delante y desaparece en la nada.» También existe la posibilidad de que alguien tenga demasiada actividad

---

179. *Ibidem.*

—el equivalente a un pulso descompensado—[180] y, según Carla, a estas personas se les escapa la energía y necesitan volver a controlarla. Me enseñó a sentir los chacras; todos tienen forma de cono y están colocados de forma que señalan hacia la parte delantera del cuerpo de una persona, ensanchándose por la parte de detrás. Si la persona está sana, el chacra gira.

Carla también me explicó que alcanzaba un estado meditativo, casi hipnótico, en las sesiones más intensas, desplazándose hacia otros reinos externos, hasta que llegaba a un lugar donde no existían las leyes del tiempo y el espacio. «Si quisiera podría tocar a alguien del campo energético de mi familia de Perú ahora mismo —me dijo—. Es casi como una autopista, hay líneas, o frecuencias, que se cruzan siempre. Cuanto más tiempo puedas pasar allí, más se te abre esa dimensión».[181]

Carla posee una despreocupación seductora, y una confianza que ojalá pudiera capturar sobre el papel de una forma más visceral. Algunas de estas ideas son difíciles de comprender; están demasiado alejadas del reino de las cosas en las que pensamos cada día. Carla tiene una forma de comunicar; no solo lo hace abiertamente, también lo hace de una forma tan brillante y vanguardista que no puedes evitar dejarte llevar. Carla me explicó que llegar al reino del que me hablaba —donde no existía el tiempo ni el espacio— no es como alcanzar la iluminación ni tiene nada que ver con el tao. «Vemos la iluminación como algo que requiere que nos esforcemos para alcanzarla, pero cualquier tradición te dirá que está en tu interior —me recordó—. No están exagerando. Y no están diciendo: "Está dentro de ti en una caverna profunda y oscura que nunca podrás encontrar". No está fuera del alcance…, pero yo solo consigo permanecer en ese estado durante algunos minutos cada vez. Sin embargo, durante esos minutos, no deseo nada. La sensación que tengo es de una absoluta satisfacción física y emocional, cosa que me permite tomarme la vida con una ligereza que procede de saber, con absoluta

180. *Ibidem.*
181. *Ibidem.*

seguridad, que hay una fuente de calma que existe paralela a nuestro día a día y en el aquí y el ahora. La capacidad para cambiar la perspectiva es solo una cuestión de voluntad. Yo experimento ese estado como el estar presente en los espacios entre nuestras células. Es una hiperconciencia de ser la conciencia que es la observadora de la vida, y en este estado te liberas del peso del esfuerzo. Ese es el estado al que intento acceder en algún punto de una sesión de curación».[182]

Pensé en Kiran Trace —que perdió de una forma tan abrupta su sentido de identidad y empezó a «ver donde lo amorfo, o el espacio, se codifica para convertirse en forma»[183]— y en Bill Bengston, que había descrito sentirse «impregnado de paz y bienestar. Mi mente se vació de todo pensamiento»[184] mientras curaba a los ratones en el laboratorio. Me pregunté si todos los que tratábamos de narrar aquellas experiencias estábamos llegando a la misma conclusión —o reino— y solo estábamos intentando encontrar la forma adecuada de describirlo.

Tras aquella lección —y un poco más de persuasión por parte de Carla— empecé a practicar la medicina energética de una forma más abierta con algunos de mis pacientes de acupuntura más antiguos. Les explicaba que la acupuntura es una forma de medicina energética y les preguntaba si se sentirían cómodos si yo empezaba a emplear la medicina energética en nuestras sesiones. Para mí fue un cambio muy importante —eso de anunciar abiertamente que quería incluir aquella disciplina como parte de mis tratamientos—, y resultó muy útil. A medida que me fui acostumbrando, y empecé a sentirme menos cohibida por ello, fui capaz de conectar con la técnica con más seguridad.

Y aprendí muchísimo. Descubrí que si me concentraba en abrir mi propio chacra corona, como había hecho con Carla, y dejaba que la

---

182. *Ibidem.*

183. «AndrewBassett, Orthopedist, Is Dead at 70», *Columbia University Record*, Volume 20, Columbia University, consultado el 3 de febrero de 2018, http://www.columbia.edu/cu/record/archives/vol20/vol20_iss12/record2012.34.html.

184. Ver capítulo 4.

energía me penetrara, sentía el mismo cosquilleo en la columna verte-bral que había experimentado con Andrew y que de pronto mi mano derecha se levantaba de forma instintiva mientras que la mano izquier-da, que sostenía sobre los cuerpos de mis pacientes, se calentaba. Me sentía agradecida de que muchos de mis pacientes se durmieran, o por lo menos cerrasen los ojos, mientras trabajaba con ellos, pues todavía me sentía un poco cohibida al dejarme ir de aquella forma. Sin embar-go, una de mis pacientes, que se había mantenido despierta y había observado todo el ritual, dijo que yo parecía un jeroglífico egipcio. Pero, al margen de que me vieran como un jeroglífico egipcio o no, la mayo-ría de ellos respondían con mucho entusiasmo a aquellos tratamientos: no solo sanaban físicamente, además adquirían equilibrio emocional.

El trabajo energético, además de la acupuntura, parecía acelerar la curación. Parecía particularmente adecuado para tratar los casos cróni-cos más complejos, como si la información que viajaba a través de mí permitiera que sus cuerpos se reorganizaran. Los pacientes también me decían que se sentían menos deprimidos o ansiosos, que dormían me-jor. Un paciente que llevaba años acudiendo a mi consulta para que lo tratara con acupuntura, al principio, cuando empecé a utilizar el traba-jo energético, se rio del cambio que había adoptado. Pero también es verdad que siempre había sido un hombre bastante sano, y venía a ver-me para hacer un poco de mantenimiento más que para otra cosa, has-ta que se rompió las dos piernas en un accidente de esquí. Cuando le traté después de aquello, coloqué las manos sobre las zonas lesionadas y le empezaron a temblar las piernas y se le curvaron los dedos de los pies de forma involuntaria. Los dos nos quedamos un poco sorprendi-dos por la fuerza de la conexión; por lo visto, yo estaba respondiendo con más intensidad debido a su necesidad. Y después de aquello empe-zó a referirse a mí como «sanadora energética» sin sonreír siquiera.

Con la acupuntura tenía la sensación de estar afectando el campo energético personal de los pacientes, mientras que cuando dejé de utili-zar las agujas me sentí como si estuviera dirigiendo la energía desde el campo de energía superior, desde el tao, o la fuente, hasta el paciente.

Ambas formas eran efectivas —y, por tanto, me satisfacían como sanadora—, pero me sentía como si hubiera entrado en un estadio más grande, por decirlo de alguna forma, cuando empecé a probar la curación energética con las manos. Cuando empecé a profundizar en mi trabajo, yo también experimenté periodos de tiempo en los que era capaz de observar mi propio cuerpo desde fuera y experimentar mi conciencia independientemente a mi cuerpo. En esos momentos me sentía conectada a una fuente gigantesca de inteligencia; podía sentir cómo me recorría y me conectaba a un reino donde sentía que todos éramos uno. En esos momentos yo comprendía, de una forma profunda y certera que no había alcanzado antes, que mi cuerpo, una expresión física temporal, también era una forma en la que la fuente podía expresarse.

* * *

Alrededor de la misma época en la que estaba ocurriendo este cambio hacia el trabajo energético en mi consulta, recibí una llamada de una joven de Londres que me dijo que era la secretaria de un príncipe de Oriente Próximo a quien en adelante me referiría, sencillamente, como «el príncipe». El príncipe había escuchado hablar sobre una mujer de Nueva York con «manos magnéticas» y le había pedido a su secretaria que la localizara. Yo ni siquiera estaba segura de que yo fuera la persona que él estaba buscando, pero después de una recomendación del masajista del príncipe (una persona a la que yo había conocido profesionalmente) su búsqueda la había conducido hasta mí. La joven me preguntó si estaría dispuesta a ir a trabajar con el príncipe durante tres semanas a su yate aquel verano. Me comentó que al príncipe no le gustaban las agujas y que no quería tratarse con acupuntura. Quería una sanadora energética.

A medida que se iba acercando el día en que debía partir, no dejaban de cambiar los planes mientras el yate navegaba en el Mediterráneo. Primero debía de encontrarme con ellos en Santorini, después en Cerdeña y, al final, otra vez en Grecia, en Atenas. Me enviaron un bi-

llete de avión, me dijeron que fuera a un hotel en particular y allí espe-
rara instrucciones. Cuando llegué me dijeron que por la mañana me
recogería un coche que me llevaría a la costa, donde me recogería una
embarcación que me llevaría hasta el yate. Estaba empezando a sentirme como si formara parte del reparto de *Ocean's Eleven*.

Sin embargo, al final, embarqué en el superyate —era del tamaño
de un crucero; me costaba mucho creer que todo estuviera al servicio de
una sola persona— con mi maleta en una mano y mi equipo de acupuntura en la otra (me lo había traído por si acaso, por si no funcionara la
curación energética). Me instalé en mi camarote con su baño privado
que daba a un ojo de buey desde donde se divisaba una preciosa vista de
la costa griega. Conocí al príncipe brevemente aquella misma noche e
intercambiamos unas amables palabras, aunque yo no dije mucho (tal
como sus empleados me habían aconsejado que hiciera aquella misma
tarde). La situación parecía tan formal que tuve que reprimirme para
no hacerle una reverencia. Fue una experiencia surrealista, por todos los
motivos obvios, pero también porque yo estaba muy acostumbrada a
construir una relación con mis pacientes. Sin embargo, con el príncipe
había una fría distancia y un protocolo que por lo visto imposibilitaría
la cercanía.

La mañana siguiente, el capitán del barco, un compatriota británico, se me acercó y me dijo: «Señora Jill, su alteza me ha pedido que
anclemos delante del templo de Delfos esta tarde para que usted pueda
reunir energía de ese lugar durante el tratamiento». No hay duda de que
aquella fue la conversación más extraña que han mantenido dos britá-
nicos sin que ninguno de los dos sonriera siquiera. Solo continuamos
con lo nuestro: «Ha dicho que le gustaría que esté usted un par de horas
en cubierta antes del tratamiento para que pueda prepararse meditando
—prosiguió el capitán—. Le prepararemos un espacio para usted en la
cubierta privada de su alteza». Acepté y me fui a mi camarote para buscar Delfos en Google.

Según descubrí gracias a mi búsqueda en Internet, Delfos se consideraba el centro, o el «ombligo», de la tierra por los antiguos griegos y era

conocida por su oráculo, la principal sacerdotisa del templo de Apolo, a la que a veces se referían como Pitia, a quien consultaban las decisiones importantes. Según la leyenda, cuando Apolo mató a una serpiente pitón, su cuerpo cayó en una grieta y de su cadáver en descomposición emanaron unos vapores. El oráculo, suspendido sobre la grieta de la tierra, se intoxicó debido a esos vapores y entró en trance. Entonces Apolo poseyó su espíritu y, en ese estado, dijo las profecías.

Me fui a meditar a la cubierta buscando mi Pitia interior y sintiéndome muy intimidada. Sin embargo, mientras estaba allí practicando los ejercicios que había aprendido con Carla, afianzándome y llenándome con mi propia luz sanadora, empecé a relajarme. Al rato sentí un zumbido energético que me resultaba familiar, esa placentera sensación efervescente que me había acostumbrado a percibir durante los tratamientos. Me sentí muy aliviada al darme cuenta de que estaba sintiendo la misma energía que había sentido en mi clínica, de que disponía de algo real para ofrecerle al príncipe. Todo se volvió un poco irreal. Su alteza llegó a la hora acordada, me dio las gracias por adelantado y se colocó en la camilla que había junto a la piscina. Lo afiancé y lo llené con su propia luz antes de comprobar y abrir sus chacras. El príncipe se durmió. Yo seguí trabajando y dejé que mi cuerpo se convirtiera en conductor. Mientras trabajaba podía sentir el movimiento de sus chacras, y descubrí que podía ver zonas bloqueadas que se me mostraban como zonas opacas por encima de su cuerpo —con una zona particularmente cargada en sus hombros—, e intenté empujar toda esa energía hasta su cordón de anclaje (le había pedido que imaginara que tenía uno). Cuando terminó la sesión, el príncipe se levantó y me dijo que se sentía más ligero. Y después se fue a pasear en moto acuática.

Mis obligaciones durante la estancia en el yate —eso de tener que pasar todo el día preparándome para tratar al príncipe meditando, haciendo yoga y comiendo bien— habrían sido ideales en cualquier momento de mi vida, pero, en particular en ese momento me ayudó a potenciar mi confianza y a acelerar mis habilidades como sanadora. Y, al tener tanto tiempo para dedicar a mi oficio, ocurrieron cosas muy atrevidas. Una vez, por ejemplo, estaba trabajando con el príncipe mientras me encontraba en ese estado onírico al que ya estaba tan acostumbrada a experimentar. De pronto vi una mano —que no era la mía— que le acariciaba la cabeza. Fue una imagen muy clara: la elegante e incorpórea mano de una mujer. Tras aquella sesión, el príncipe me comentó: «Tienes una habilidad asombrosa. Tienes suerte de poseer este talento». Yo estaba demasiado condicionada por el decoro que se suponía que debía mostrar estando en el yate como para preguntarle nada más, pero todavía me pregunto en qué estaría pensando o soñando mientras yo lo trataba aquel día.

Volví a casa completamente convencida de mi capacidad para utilizar la energía para sanar. Y, sin embargo, también sabía que nunca abandonaría las agujas. No tenía ninguna necesidad: las dos prácticas no son excluyentes. Dada mi recién descubierta convicción en mis habilidades, sin embargo, decidí concentrarme en la exploración chamánica.

Recuerdo un peregrinaje que había hecho para conocer a una mujer a la que llamaré Master Yang, una practicante de chi Kung de la que me había hablado una colega; se suponía que era capaz de materializar las hierbas en sus manos. El chi kung es un sistema holístico basado en el movimiento, la respiración, la meditación y las hierbas que se utiliza para cultivar la salud y la espiritualidad. Tiene sus raíces en la medicina, la filosofía y las artes marciales chinas; de la misma forma que la acupuntura, su objetivo principal es equilibrar el qi en el cuerpo. Su elemento más importante, en mi opinión, es el autoaprendizaje y la disciplina; los sanadores aprenden a controlar su propio qi para poder guiarlo hasta el cuerpo de los pacientes. Sin embargo, la práctica actual del chi kung tiene muchos enfoques en la actualidad, desde las personas que lo basan en una serie de movimientos parecido al tai chi o al yoga hasta los que lo enfocan de un modo más ritual, como la fórmula de Master Yang, que le daba un enfoque más chamánico.

A pesar de ese fabuloso título de «Master», cuando conocí a Yang me sorprendió agradablemente descubrir a una abuela china que enseguida nos hizo pasar a su casa —mi marido, Noah, también se había sumado a la expedición— y nos hizo *dumplings*. Cuando ya habíamos charlado y comido, la mujer empezó el tratamiento con un barrido visual. Para ello solo teníamos que sentarnos delante de ella mientras ella nos «estudiaba con su conciencia» desplazando sus ojos por nuestros cuerpos. Cuando finalizó mi examen reveló que tenía un estancamiento en el útero. Hacía poco que me habían diagnosticado pólipos en el útero, y lo que me dijo aquella mujer me pareció impresionante. (Aunque también era bastante evidente tratándose de una mujer premenopáusica de cincuenta años como era yo.) Después hizo una serie de movimientos rituales con la mano y sostuvo la palma de su mano frente a mí. En ella apareció una pequeña montañita de polvo. Parecía que acabara de emerger de su mano. Yo la había estado observando con cuidado y seguía confusa. Tras darme el polvo y decirme que debía mezclarlo con agua y tomármelo, se volvió hacia Noah y le dijo que necesitaba algo que lo ayudara a experimentar más amor. (Era la primera vez que escuchábamos algo parecido, pero le seguimos la corriente.) La mujer hizo chocar sus dedos pulgar e índice una, dos veces, y le apareció una pequeña hendidura en el pulgar, y tras la tercera vez apareció una pastilla entre ellos. Aquello me dejó impresionada. Yo estaba pegada a las manos de Master Yang mientras hacía aquello. Y aun así era incapaz de dar otra explicación que no fuera que, efectivamente, estaba materializando aquellas cosas. Su hija me dijo que Master Yang nunca sabe qué forma van a adoptar las hierbas; a veces produce líquido y todo el mundo tiene que salir corriendo en busca de un vaso.

Me había quedado tan impactada que llamé a Bill Bengston desde el hotel para explicarle casi sin aliento: «Acabo de conocer a una practicante de chi kung en Orange County, California, que hace aparecer polvos y pastillas por arte de magia en sus manos».

«El término correcto —me corrigió— es materialización».

«Un momento, ¿tú ya lo sabías?, ¿es algo a tener en cuenta?»

«Pues claro, hay antropólogos que lo estudian —contestó con despreocupación—. Yo pensaba que solo se hacía en el extranjero, ¿pero dices que conoces a alguien que lo hace en California? ¿Puedes traerte los polvos para que podamos analizarlos en el laboratorio?»

«Me los he tomado», le contesté dándome cuenta de repente de mi temeraria decisión.

Nunca llegué al fondo de lo que había ocurrido con Master Yang y su medicina espontánea aquel día. No me podía quitar de encima la sensación de que había visto un increíble truco de magia, cosa que había impedido que me comprometiera del todo con la experiencia. Pero la verdad es que fue casi un alivio sentir un poco de duda. La duda fue el motivo principal por el que escribí este libro; no quería perderla de vista.

Aunque más adelante sí que investigué un poco sobre la efectividad del chi kung, nada explicaría el conjuro sobrenatural de hierbas o medicinas. Aun así, me resultó curioso encontrar un estudio[185] sobre sanadores chi kung que se llevó a cabo en Japón en 1992. Utilizando un magnetómetro, los investigadores habían descubierto que los campos electromagnéticos que rodean la cabeza, el cuerpo y las manos de las personas que practican chi kung durante las respiraciones de la meditación eran extraordinariamente extensos, como mil veces más grandes que los campos electromagnéticos más potentes, los que rodean el corazón humano. Y esto resulta todavía más interesante en el contexto del trabajo llevado a cabo por el fallecido doctor Andrew L. Bassett, profesor de cirugía ortopédica de la Facultad de Medicina de la Universidad de Columbia. Él y sus colegas, frente al gran escepticismo de sus iguales, demostraron que los campos electromagnéticos se podían utilizar para curar las extremidades fracturadas. Esta conclusión se basó en un descubrimiento anterior, según el cual las funciones celulares podían controlarse utilizando campos electromagnéticos externos.[186] (Cuando

---

185. A. Seto y otros, «Detection of Extraordinary Large Bio-Magnetic Field Strength from Human Hand During External Qi Emission», *Acupuncture & Electro-Therapeutics Research* 17, n.º 2 (1992): pp. 75–94.

186. C. Andrew L. Bassett, «Beneficial Effects of Electromagnetic Fields», *Journal of Cellular Biochemistry* 51 (1993): pp. 387–393.

murió Bassett, en el año 1994, su técnica electromagnética, según la Universidad de Columbia, se había empleado con éxito en más de cien mil pacientes de todo el país para curar huesos rotos que, de no haber sido así, habrían precisado de la cirugía para soldar.)[187] Quizá, como propone en su libro *Energy medicine: The Scientific Basis*[188] el doctor James Oschman, biólogo y biofísico, los practicantes de chi kung eran capaces de «emitir poderosos campos biomagnéticos de la misma gama de frecuencias que los investigadores biomédicos habían identificado para empezar a curar el tejido suave y duro de las heridas».[189]

Oschman también echa un vistazo más general en su libro al estudio sobre «terapias de imposición de manos», entre las que se incluyen el chi kung, el reiki y el tacto terapéutico (TT). Cita el trabajo del doctor John Zimmerman,[190] que midió las frecuencias de los campos magnéticos de los practicantes de reiki y otros terapeutas energéticos mientras trabajaban con sus clientes, y descubrió que todos emitían frecuencias extremadamente bajas (FLB) por las manos, que también son la frecuencia electromagnética óptima que los investigadores médicos identificaron para estimular la reparación de los tejidos. «En esencia —concluye el doctor Oschman—, los campos electromagnéticos producidos por las manos de los practicantes pueden inducir flujos de corriente en los tejidos y las células de los individuos que están cerca».[191] Cuando leí aquellos estudios de investigación recordé aquel paciente que había tenido hacía poco, el hombre que se había roto ambas piernas esquiando. Él había notado la energía que salía de mis manos con tanta fuerza que

---

187. Columbia University Record, Volume 20, Columbia University, consultado el 1 de septiembre de 2017, http://www.columbia.edu/cu/record/archives/vol20/vol20_iss12/record2012.34.html.

188. James L. Oschman, *Energy Medicine: The Scientific Basis* (Elsevier Ltd., Nueva York, 2016).

189. *Ibidem*, 250.

190. Bernadette Doran, BS, RMT, «The Science Behind Reiki», https://www.equilibrium-e3.com/images/PDF/Science%20Behind%20Reiki.pdf.

191. Para más información consúltese «The Electricity of Touch» del HeartMath Institute.

le habían temblado las piernas y, según sus médicos, se recuperó extrañamente rápido. La investigación de Zimmerman demostró que era posible que yo estuviera emitiendo una frecuencia similar a las que se utilizaban en los hospitales ortopédicos para acelerar la curación de los huesos.

Quizás esta explicación, igual que ocurre con la teoría según la cual la acupuntura puede afectar al tejido conductivo provocando cambios químicos a nivel celular, es lo más lejos que nos puede llevar la ciencia para iluminar el proceso. Pero sigue quedando también un elemento misterioso, algo que no dista mucho del inenarrable elemento del proceso que consigue que los ratones de Bengston se recuperen de las inyecciones cancerígenas, o que consigue que los clientes de Carla respondan a sus evocadoras corrientes de luz, o que hace desaparecer los bultos de los pechos de las mujeres después de pasar por el tratamiento de Hiroyuki Abe, un monje y sanador energético de Japón.

Conocí el trabajo de Hiroyuki Abe a través de Etik Peper, a quien había conocido gracias a Leah Lagos. Peper, que era profesor del Instituto de Estudios sobre Salud Holística, en la Universidad estatal de San Francisco, le pidió a Abe en 2007 que impartiera una conferencia en su clase de Perspectivas Occidentales de Salud Holística. Después de la conferencia en la que Abe describió su método, se ofreció a practicar curaciones a los estudiantes. Las reacciones de los estudiantes —se quedaron asombrados de las mejoras que habían experimentado casi de forma inmediata— animaron a Peper a investigar formalmente el proceso curativo de Abe. En el estudio que siguió a continuación, Peper descubrió que, después de un tratamiento, el 65 por ciento de los treinta estudiantes afirmó notar una reducción de sus síntomas.[192] Tres meses después, aquellos mismos estudiantes afirmaban seguir sintiendo mejorías gracias al tratamiento recibido. Y, si los estudiantes recibían más de una sesión de tratamiento, los resultados eran considerablemente más notables.

---

192. Erik Peper, en conversación con la autora en enero de 2018.

El propio Peper se sometió a un tratamiento de Abe y se dio cuenta de que los limitados movimientos de su rodilla —debido a una fractura de menisco que había sufrido nueve meses antes— se solucionaron después de una sola sesión de tratamiento. Aquella sesión fue hace once años. Peper y Abe han seguido en contacto desde entonces. Quizás el momento más importante fue cuando Abe trató al hijo de uno de los colegas de Peper. En 2013, Peper le pidió a Abe que trabajara con Yuval Oded, un psicólogo israelí cuyo hijo había nacido con una extraña deficiencia llamada corectopia, que supone que la pupila no está en el sitio correcto. Esta enfermedad puede provocar una miopía grave, pero, en el caso del hijo de Yuval, le había provocado ceguera en el ojo izquierdo. Cuando el niño tenía diez meses, ya lo habían operado un buen número de excelentes doctores, pero ninguna de las intervenciones había funcionado. A pesar de las dudas que tenían acerca de la curación energética, Yuval y su esposa decidieron probarlo y dejaron que Abe tratara a su hijo. Después de una sesión a través de Skype, durante la cual Abe identificó una enfermedad leve que sufría la esposa de Yuval a pesar de que la pareja no la había mencionado, viajaron a Japón para conocerlo en persona. «Abe no tocó al niño —recuerda Tuval sobre el trabajo que Abe hizo con su hijo—. Básicamente, se limitó a desplazar las manos a algunos centímetros de él, concentrándose mucho y chasqueando los dedos.» La familia lo visitó seis veces más durante el transcurso de una estancia de diez días en el país. Tras el último tratamiento, cuando salieron, de pronto el niño parecía «aturdido y deslumbrado». Había recuperado la vista. Yuval, cuyo hijo de cuatro años se ha desarrollado estupendamente y ve bien con los dos ojos, todavía está, como él mismo me dijo, «asombrado y muy, muy agradecido» por el tratamiento de Abe. «Ahora comprendemos —me comentó— que los poderes curativos existen más allá de nuestra comprensión.»

* * *

Cuando Noah y yo llegamos al aeropuerto de Osaka, Abe nos estaba esperando para recibirnos acompañado de un traductor. (Abe no habla inglés y, como descubrí, es muy meticuloso por lo que se refiere a cómo los demás interpretan lo que les dice. En realidad, cuando tiene que transmitir algún matiz particular o alguien tiene que observarlo mientras hace su trabajo, Abe trae un segundo traductor de Tokio.) Abe es un hombre alto, con un rostro amable y una presencia paternal. Lo primero que hizo fue pedirnos que pasáramos algún tiempo juntos para conocernos mejor y para que pudiéramos observarlo en su consulta antes de entrevistarlo sobre su trabajo. Y enseguida nos metió en su mundo, nos llevó a un restaurante, nos ofreció una visita a la ciudad y viajamos a Kioto con él en el tren bala. A pesar de que nuestra conversación tenía que pasar por la interpretación del traductor, su calidez resultaba palpable. Abe es exuberante, hablador y divertido. Disfruta de mucha libertad con sus vicios —bebe y fuma mucho— y fue, en resumen, una compañía excelente. Cuando ya podíamos considerarnos conocidos, me permitió observar su trabajo durante dos días en la consulta que dirigía junto a uno de sus estudiantes en un suburbio a las afueras de Kobe. (Abe pasa consulta allí de vez en cuando para trabajar con los pacientes con los que su estudiante, que trabaja como sanador, o su equipo de acupunturistas tienen problemas.) Fue un torbellino maravilloso y, fiel a su palabra, no hablamos sobre la naturaleza de su trabajo hasta que no hubo terminado.

Para cuando por fin nos sentamos a hablar sobre sus prácticas curativas, yo ya había podido entrever un poco su vida gracias a los sitios a los que nos había llevado. Abe creció en una ciudad que está al oeste de Tokio, en el seno de una familia muy unida con su padre, su madre y su hermana mayor. Perdió a su padre cuando tenía seis años. Justo después de que falleciera su padre, a su madre le diagnosticaron cáncer en el cerebro. Una monja de su barrio que había estudiado para sanadora empezó a visitar a su madre. Escribió sutras en un papel, según me explicó Abe, y le pidió a su madre que se tragara el papel. Él era un niño pequeño, y recuerda que su madre se comió el papel como si fuera un medicamento, tragándose literalmente las lecciones budistas que le había impartido la monja. Y, sorprendentemente, su madre fue mejorando a lo largo de los cuatro años siguientes. No recibió ningún tratamiento médico convencional; solo le recetaron medicinas naturales, un té de hierbas y pequeños trocitos de papel. Aquello impactó profundamente a Abe. Desarrolló un sentido de la espiritualidad y una fuerte creencia en el poder de la oración, pues, cuando era pequeño, había rezado para que su madre viviera.

No fue a la universidad, pero estuvo en una escuela técnica durante dos años y después trabajó en el sector de la construcción cuando era veinteañero. Su fe religiosa nunca disminuyó, pero todavía no había encontrado el objetivo de su vida. Se casó joven y, cuando tenía casi treinta años, el matrimonio empezó a romperse. El día que cumplió treinta años fue a visitar a su madre y le dijo que tenía malas noticias porque su relación estaba a punto de terminar. Mientras estaba sentado con ella tomando té se le apareció una diosa. Tenía un rostro hermoso y vestía la túnica de los monjes. Miró a su madre para ver su reacción, pero enseguida le quedó claro que ella no veía a la diosa. Al final decidió no mencionárselo a su madre, me dijo entre risas, porque «no quería darle más malas noticias después de haberle dicho lo de su divorcio».

Abe descubrió que la diosa era Shinto, la diosa de la compasión. Y lo ha acompañado desde entonces. El sintoísmo, además del budismo, es la religión tradicional de Japón, aunque «Shinto» también tiene diferentes significados para los japoneses; hay personas no muy religiosas que visitan los templos dedicados a Shinto. Pero la mayoría de japoneses creen en *kami*, que abarca los espíritus sagrados que toman forma de cosas —el viento, las montañas, los árboles y los ríos—, y conceptos, como la fertilidad o la sensación de asombro. Kami, sin embargo, también se refiere a muchos dioses —más de ocho mil— que veneran los sintoístas. En este contexto es menos extraño que una diosa se le apareciera a Abe y que su presencia permaneciera en su vida, hablando con él de la forma en que lo hace y guiándole.

Peper ofrece más información sobre la influencia de la religión y el sistema de creencias en las formas en que los sanadores configuran sus prácticas. «Los sanadores canalizan y adaptan el poder para sanar a sus propias creencias culturales —dice—. De forma que, si eres cristiano, quizá sea la Virgen María. Abe ve una diosa. El proceso es el mismo, pero la forma que cobra está codificada por las preferencias culturales de cada cual».[193] Peper sugiere que esta preferencia cultural también se hace extensible a la ceremonia de la curación. «Si hablas con los sanadores nativos del continente americano te dirán que pasan días ayunando, agradeciendo y… fumando, pero solo son rituales que evocan ese lugar en el que uno se siente concentrado y abierto.»[194]

Fue la diosa quien condujo a Abe a la curación. La primera vez que curó a alguien —una mujer que era nadadora y tenía artritis en la espalda y las articulaciones— lo hizo siguiendo las instrucciones de la diosa. Ella le dijo lo que debía hacer: los gestos que efectúa con las manos incluso hoy día, los chasquidos y los golpecitos con los dedos. Y la mujer notó cómo su dolor se disipaba. «¿Está segura?», le preguntó Abe varias veces a lo largo del tratamiento. Mientras me explicaba aquello, recordé los primeros días que trabajé en la clínica y en el desconcierto que sentía cuando mis pacientes progresaban de manera evidente. Aquella sensación había propiciado el viaje que me había llevado hasta Kobe, para hablar con aquel hombre que ahora era un sanador con la experiencia suficiente como para confiar en sus habilidades.

Con el tiempo aprendió a desarrollar y perfeccionar su habilidad. Empezó a tener visiones mientras trataba a sus pacientes, como si pudiera ver el interior de sus cuerpos. Los músculos los veía de un rojo brillante; los huesos se le aparecían de un blanco intenso. Pero él quería ser capaz de ofrecer explicaciones más sustanciales a sus pacientes, que habían empezado a acudir a él guiados por el boca a boca. Por eso empezó a estudiar anatomía, fisiología, patología. Se sumergió en toda

---

193. *Ibidem.*
194. *Ibidem.*

clase de manuales de medicina. Entretanto, la diosa también le ayudaba, ofreciéndole información e instrucciones durante sus sesiones, y a veces incluso discutía con él. («Era mandona y anticuada»; Abe se quejó con alegría de aquella época en la que la diosa acababa de llegar a su vida, cuando solían discutir a menudo.)

A medida que iba aprendiendo más sobre las funciones del cuerpo y su curación, empezó a aceptar estudiantes. En Asia es muy común que los maestros sanadores tengan aprendices, pues forma parte de la tradición que las habilidades se traspasen tras un periodo de iniciación. (Se emplea un modelo similar para enseñar reiki, que también es una práctica japonesa.) Abe dice que es capaz de ofrecer una especie de comienzo acelerado a sus estudiantes —haciendo una poderosa ceremonia de apertura de chacras que elimina algunos de los impedimentos para la canalización— y después ya depende de ellos el desarrollo que puedan hacer a partir de ahí. Su visión de la curación es sorprendentemente didáctica, pues él cree que todo el mundo puede aprender y que la práctica, no la intuición ni la iluminación, es lo que convierte una persona en un buen sanador. También cree que todos sus estudiantes tienen guías, igual que él, pero que no todos ellos son capaces de conectar de una forma tan intensa con ellos. Conocí a tres de sus estudiantes cuando estaba allí; todos ellos hablaban con admiración y con agradecimiento de las lecciones que les había impartido Abe.

Uno de esos estudiantes dirige la clínica de las afueras de Kobe que yo visité para observar cómo trabajaba Abe. Allí presencié cómo pasaba consulta a poco más de una docena de pacientes en un día, a algunos de los cuales ya había tratado anteriormente. Todos llegaron aquejados de dolores —fibromialgia, dolores en la zona lumbar, en el hombro— y, después de los chasquidos y los golpecitos con los dedos de Abe, identificando el dolor y dirigiendo su energía, todos decían que se sentían mucho más aliviados. Lo que me fascinó fue advertir que Abe solía trabajar con los mismos puntos y meridianos que yo, aunque él daba golpecitos en lugar de utilizar agujas.

Cuando una mujer cincuentona apareció quejándose de rigidez en el hombro, Abe se dio cuenta de que tenía escoliosis en la columna. Le posó la palma de la mano sobre el hombro y, con la otra mano, fue golpeando los puntos de acupuntura alrededor de la escápula izquierda. Cuando notó que su poder disminuía en aquel tratamiento, empezó a rezarle a su guía. Al final me pidió que le hiciera una sesión de acupuntura a la paciente como la haría para tratar un caso de rigidez en el hombro. Cuando le clavé las agujas en la parte baja de la pierna, Abe colocó su mano sobre la mía y proyectó energía desde mi dedo hasta la aguja. Yo noté un instantáneo e intenso dolor en la mano y una sensación de vibración que no había notado jamás.

Aunque esa experiencia me confirmó que Abe tiene unas manos que conducen electricidad, lo que reforzó la autenticidad de sus habilidades en mi mente fue que la mayoría de sus pacientes sanaban de forma gradual en el tiempo, y que solía tratar problemas más bien mundanos. No había fuegos artificiales en todas las sesiones. Era una relación terapéutica —a menudo se daban dos pasos adelante y uno para atrás— y, por tanto, más sutil, y más real, que una artimaña milagrosa. Abe también es muy modesto cuando habla sobre su trabajo. «Conocerás muchos sanadores que afirman tener un guía —me confió—. Por favor, utilízame como punto de comparación cuando evalúes sus habilidades. Lo que yo hago es de lo más básico; por tanto, si no son capaces de trabajar a mi nivel quiere decir que lo más probable es que sean un fraude».

Y, sin embargo, Peper describió a Abe como un sanador del máximo nivel, un hombre que trabaja en un estado al que muchos otros todavía intentan llegar. «Cuando está allí, está allí. Puede que beba y fume. A mí me gusta llamarlo mi sanador de la nicotina. Pero cuando está con una persona a la que está curando, está absolutamente concentrado y en paz. Te sientes completamente aceptado. No hay amenaza. Y, gracias al efecto espejo, tú evocas también ese estado tan centrado. Notas cómo te disminuyen la ansiedad, el pánico, todos tus pensamientos. En ese momento es cuando ocurre la curación».[195]

* * *

La última noche en que estuvimos juntos, Abe nos llevó a cenar a un restaurante shabu shabu (los elementos de este cocido japonés se cocinan en ollas de hierro fundido directamente en la mesa) con algunos de sus estudiantes. Todos nos sentamos juntos en tatamis, apiñados alrededor de una mesa minúscula, y todo el mundo iba metiendo los diferentes ingredientes en la olla que había en el centro de la mesa. En plena cena, cuando todos estábamos bebiendo y riendo, empecé a sufrir uno de mis ataques de taquicardia. (Con mi dolencia cardiaca es una posibilidad que siempre está presente, pero creo que en este caso fue provocada por una sintonización que Abe me había practicado aquel mismo día, y del que hablaré con más profundidad en el capítulo 10.) En aquel momento, esos episodios me ocurrían tan pocas veces que ya no llevaba betabloqueantes encima. Empecé a hacer algunas maniobras discretas que afectan al nervio vago, presionando hacia abajo mientras intentaba masajearme la arteria carótida del cuello, con el objetivo de intentar reducir la velocidad de mi corazón. El esfuerzo fue en vano y empecé a sentir pánico. Me imaginaba que tendrían que llevarme corriendo a un hospital de Japón, donde me tendrían que parar el corazón para volver a ponerlo en marcha con ayuda de la adenosina. A medida que mi corazón iba subiendo de ritmo y cada vez me llegaba menos oxígeno al cerebro, empecé a tener la sensación de que iba a desmayarme. Allí atrapada entre los estudiantes de Abe y recibiendo codazos cada vez que alguien metía una verdura dentro de la olla y removía los ingredientes, me encontraba fatal. Miré a Noah y le hice señas con discreción para darle a entender que lo estaba pasando mal. Abe se dio cuenta del intercambio. Se inclinó hacia Noah y le murmuró algo.

---

195. *Ibidem.*

Después me miró, me señaló con dos dedos, los agitó una vez, como si estuviera disparándome directamente al corazón con una pistola imaginaria. Mi corazón recuperó el ritmo normal inmediatamente.

Al día siguiente, todavía asombrada por la experiencia que había vivido la noche anterior, me despedí de Abe, que fue a despedirnos a Noah y a mí a la estación de tren de Kobe, e iniciamos nuestro viaje hacia Fukuoka, en la costa norte de la isla japonesa de Kyushu. Sentía que el tiempo que había pasado con Abe me había enriquecido, era un hombre del que había aprendido mucho en el sentido espiritual y humano. Cuando le di la espalda —literalmente, pues se quedó en el andén de la estación despidiéndose con la mano hasta el amargo final— ya empecé a pensar en mi siguiente reunión, pues iba a conocer a Master Mitsumasa Kawakami, otro sanador de renombre, en parte por sus impresionantes demostraciones de autocontrol, entre ellas la de perforarse la lengua con un pincho. Peper me había enviado fotografías y un vídeo, y la violenta imagen se me había quedado grabada en la mente desde entonces. Para ser sincera, todavía no estaba segura de cómo conectar aquello con la sanación —en realidad, parecía contradecirla de hito en hito—. Pero, conforme el tren se desplazaba, supe que me dirigía inexorablemente hacia un gran descubrimiento.

SÉ TU PROPIO SANADOR

Meditación de chacras

- Las experiencias sobrenaturales que describen tanto Carla como Abe son el resultado de una preparación espiritual que requiere mucha disciplina y claridad. Sus experiencias también son el resultado de sus creencias. Como Erik Peper, yo también creo que los sanadores canalizan la misma fuente de energía, pero la forma en que la perciben depende de su sistema de creencias. A pesar de esas diferencias, la mayoría de los sanadores (incluidos tanto Carla como Abe) perciben los chacras como poderosos centros de energía, y esta meditación está diseñada para que tu conectes con los tuyos.

- Cada chacra está asociado a un color específico. El color solo es una onda que viaja por el espacio. Dependiendo de la longitud de onda, nuestros ojos registran distintos colores. Visualizar un color en particular puede provocar que tu cuerpo estimule la longitud de onda de ese color.

- Siéntate relajadamente con la espalda recta y concéntrate en respirar profundamente con el abdomen.

- Proyecta tu energía para anclarte desde la base de tu columna hasta el centro de la tierra.

- Visualiza el chacra corona que tienes en la coronilla. Imagina un haz de luz violeta entrando por tu cabeza y extendiéndose por todo tu cuerpo. El chacra corona está vinculado a la fe, a la confianza, a la inspiración y con nuestra conexión con la fuente. Cuando este chacra está abierto, notarás la cabeza abierta y aireada, y experimentarás una sensación de alegría y expansión.

- Mientras notas cómo se abre ese chacra, concéntrate en el centro de tu frente imaginando que toda la zona es de color azul oscuro. Es el chacra del tercer ojo, y cuando está abierto nos proporciona claridad, sabiduría, conocimiento espiritual y, a veces, clarividencia.

- Cuando hayas notado bien ese chacra, concéntrate en tu garganta e imagina que la luz azul se desliza por ella. El chacra de la garganta tiene que ver con la seguridad, la verdad y la expresión.

- Desplázate desde la garganta hasta la zona que rodea el corazón, imaginando un embudo de luz verde que entra y sale de tu pecho. El chacra del corazón es el centro del amor, la conexión con los demás, el perdón, la compasión y la generosidad.

- Después viene el chacra del plexo solar, que está situado en la parte superior del abdomen (más o menos en el mismo sitio donde sientes las mariposas en el estómago, lo que es muy apropiado porque es el chacra relacionado con los presentimientos y las emociones). Utiliza la imaginación para deslizar un haz de luz amarilla por ese chacra para limpiar el dolor residual.

- El chacra sacral está en la zona inferior del abdomen y reacciona a la luz naranja, así que visualiza ese chacra de color naranja. Está asociado a tu sexualidad y la creatividad, además de a nuestra identidad en el mundo.

- El último chacra es el chacra raíz, que está situado en la base de la columna. Puedes fortalecerlo enviando luz roja a esa zona. Como es el chacra que está más cerca de la tierra, se asocia al asentamiento, la resiliencia y la supervivencia física.

7

EL MISTICISMO QUE NOS RODEA

Cuando llegamos al Kawakami Slow Yoga Studio en Fukuoka, estaban celebrando una fiesta. Master Kawakami me había mencionado que habría una pequeña reunión en su estudio para celebrar la próxima publicación de su decimosexto libro, un estudio psicológico del joven Buda, aunque se le había olvidado mencionar que sería una gran celebración, con canciones y bailes que interpretaría el propio Kawakami, seguidas de una comida de cinco platos en un restaurante italiano que había allí al lado. Yo iba muy mal vestida y estaba un poco cansada del viaje, pero cada vez estaba más cómoda con la idea de dejarme llevar por la aventura. Así que encontré el sitio que me habían asignado en la mesa —me habían colocado junto al invitado de honor— y me puse cómoda.

Al contrario de las sorprendentes imágenes que no dejaban de pasarme por la cabeza en las que veía a Kawakami con un pincho clavado en la lengua, me sentí encantada de encontrarme con uno de los seres humanos más felices y sencillos que he conocido en mi vida. Me cogió de la mano cuando se sentó a mi lado para cenar, vestido con total pulcritud con un traje azul marino a rayas y una corbata violeta a juego con el pañuelo que lucía en el bolsillo, y me miró con calidez: «Conozco el dolor que te provocó tu madre cuando eras niña», me dijo a través de su traductor, y después añadió que lamentaba que hubiera fallecido. Como era imposible que hubiera descubierto aquella información sobre mi vida buscando en Internet, sus palabras me resultaron reconfortantes e inquietantes a un mismo tiempo. Sonreí y asentí, pensando que esperaba acabar descubriendo de dónde había sacado esa información.

Después, Kawakami me presentó a su equipo del centro de yoga, y todos me habían traído un regalito (y a Noah también), incluido un bolso que una mujer había tejido con la tela del kimono de su madre. (Tal como aprendí una y otra vez durante aquel viaje, la cultura japonesa es muy bondadosa; nos sentíamos permanentemente agradecidos de todos los regalos, los buenos consejos, las comidas que compartimos y la gran cantidad de sabias palabras que compartieron con nosotros.) Varias de las personas que conocí se presentaron como aprendices de Kawakami. Cuando le pregunté a Kawakami qué estaban aprendiendo, me explicó que estaban practicando la «canalización» para poder ayudar a los pacientes. Aquello, como observaría más adelante en persona, significaba que estaban ayudando a los pacientes a recibir información mediante la escritura automática. Esta información se consideraba de gran importancia para ayudar tanto al sanador como al paciente a comprender el propósito de su alma y las vidas pasadas, cosa que daba mucha información de los problemas actuales que tenían. La idea de las vidas pasadas es un principio básico del budismo y de la práctica de Kawakami: él cree que nuestras vidas actuales están indisolublemente ligadas a las anteriores. «A menos que una persona limpie los traumas del pasado, no puede alcanzar la iluminación», me dijo, explicándome que para ser verdaderamente expansivo, para comprender cuán amplia era nuestra existencia en el mundo —que es lo mismo que decir más allá de la conciencia personal—, necesitamos desprendernos de las experiencias dolorosas de nuestra vida actual y las pasadas que nos habitan. Esto es, en esencia, otra visión de la medicina china del estancamiento o de las «formas de energía densa» de Kiran o la memoria celular, como ya comentamos en el capítulo 3, que algunos biólogos de UCLA han estado estudiando. Para Kawakami, este estado es necesario tanto para el paciente como para el sanador; el paciente debe hacer las paces con los sufrimientos pasados para conseguir un mejor estado de salud, y el sanador tiene que hacerlo para poder alcanzar la quietud y la abnegación necesarias para ayudar a otros.

Canalizar información desde la fuente de energía —o lo que Kawakami llamaría «lectura del alma»— es el primer y mayor paso en el proceso para convertirse en sanador según la técnica de Kawakami (muchos de sus aprendices siguen practicando este paso tan importante después de veinte años de entrenamiento; es difícil avanzar, porque la sanación requiere alcanzar un nivel de altruismo, o un ego desprendido, que Kawakami cree que requiere décadas de práctica). Además de tener en consideración las vidas pasadas, también es esencial, según el programa holístico de Kawakami, trabajar para lograr una salud física y mental óptimas. El propio Kawakami, a sus setenta y nueve años, sigue una dieta y un régimen de ejercicio muy estrictos; no fuma, solo se permite tomar una bebida alcohólica a la semana y levanta pesas, practica yoga y medita cada día. (Esta forma de vida supone un gran contraste con Hiroyuki Abe, que bebió y fumó sin restricciones durante todo el tiempo que pasé con él la semana anterior.) Hacia el final de la noche, una joven muy estilosa con el pelo cortado con un pulcro estilo *bob* a la altura del hombro vino a presentarse. Me dijo que era psicóloga y que trabajaba con Kawakami y sus aprendices. Kawakami me explicó que su trabajo consistía en ayudar a sus pacientes a cambiar las conductas mentales nocivas para que pudieran convertirse en personas más abiertas que respondieran mejor a sus técnicas curativas. Cuando terminó mi primera noche allí ya me había hecho una ligera idea de cómo funcionaba el enfoque único —místico y metódico al mismo tiempo— que Kawakami aplica en su consulta.

* * *

Kawakami nació en 1938 en Nagasaki, que, tras siglos de aislamiento de Japón debido a las estrictas regulaciones comerciales y las relaciones internacionales, fue una de las pocas ciudades que se comunicaban con el resto del mundo. La isla cercana de Dejima —que literalmente significa «Isla de la Salida»— había sido el único punto de comercio e intercambio con otros países. Cuando era un niño y vivía en Dejima, Kawakami conoció a gentes muy diversas procedentes de diferentes entornos y tradiciones religiosas. Su padre, que era capitán de un buque mercante, viajaba con frecuencia. Kawakami dice que su padre también le ofreció diferentes ideas y maneras de ver el mundo. Mientras hablábamos, Kawakami se sacó de la cartera una fotografía de su padre, que ya no está vivo: era la imagen de un atractivo hombre con gorro de capitán, el rostro arrugado y pensativo. «Nunca se enfadaba ni me regañaba», comentó agradecido Kawakami.

Su madre —de la que, como él mismo me señaló, no lleva una fotografía en la cartera— era muy estricta. Sin embargo, también era una budista devota y le enseñó a Kawakami importantes lecciones espirituales. Como parte de su instrucción religiosa, le enseñó a Kawakami que debía ayudar a otras personas y contribuir a la sociedad. Cuando de niño se preguntó cuál sería su recompensa por dichas contribuciones, ella le enfatizó la importancia de dar sin recibir nada a cambio. (Esta lección se puso de manifiesto en 1945, cuando Kawakami tenía seis años y Estados Unidos lanzó la bomba atómica sobre Nagasaki. Por suerte, por aquel entonces Kawakami y su familia vivían en Hirado, que estaba a unos 73 kilómetros de Nagasaki, pero él recuerda haber visto «el destello de la bomba y la nube en forma de champiñón» desde lo lejos. Después de aquello, la lección de su madre —dar a los demás sin esperar nada a cambio— se le quedó grabada con mayor intensidad.) A veces, cuando era pequeño, su madre lo bañaba fuera, en un barreño, como es costumbre hacer en Japón. Colocaba una hoja en el agua, fuera del alcance de su hijo. Cuando él intentaba cogerla, la hoja solía hundirse o se alejaba flotando, pero cuando se sentaba tranquilamente en el agua, ella le enseñaba a mover con suavidad la corriente del agua para que la hoja flotara hacia él de forma natural. «Cuando hay un propósito siempre encontramos el camino», le decía, explicándole que eso suele conseguirse encontrando la quietud en lugar de provocando un alboroto.

Pero también le transmitió un involuntario mensaje espiritual a su hijo cuando un día Kawakami, mientras estaba jugando, rompió la querida estatua de Buda de su madre. Se puso muy furiosa y le advirtió que podía recibir graves consecuencias por haber lastimado a Buda de aquella forma. Él esperó y esperó. Al principio estaba aterrorizado, pero cuando se dio cuenta de que en realidad no iba a suceder nada, que no iba a recibir ningún castigo del otro mundo, se liberó. Su madre se había equivocado. Y en ese momento dejó de creer en las supersticiones que suelen acompañar a las creencias religiosas.

* * *

Kawakami es una especie de celebridad en Japón. Hoy día es conocido por sus habilidades para sanar, pero se hizo famoso en 1972, cuando lo proclamaron Mr. Japón tras participar en su primera competición de culturismo. (Más tarde participaría en la competición de Mr. Universo.) En aquella época no había gimnasios en Japón. Fascinado por los culturistas americanos, Kawakami se entrenó con pesas y un equipo que se fabricó él mismo, modelando las piezas según los patrones que había visto en la revista *Strength and Health*[196] (que traducía él mismo para poder leer los artículos). Me enseñó unas fotografías de esa época en las que se puede ver a un joven y sorprendentemente musculoso Kawakami rodeando con el brazo a Arnold Schwarzenegger.

Kawakami disfrutó del duro entrenamiento del culturismo y comprendió la potencia energética que poseía al hacerlo. Pero, cuando llegó a cierto punto, se dio cuenta de que había topado con una pared. Quería ampliar su entrenamiento, conseguir una mayor concentración. Cuando Kawakami tenía 33 años, participó en un concurso de culturismo internacional en Iraq donde conoció a un culturista indio llamado Monotosh Roy. Los dos se hicieron grandes amigos. Con el tiempo, Roy se convirtió en el maestro de Kawakami y le enseñó a ir más allá de

---

196. La publicación dejó de imprimirse en 1986 y (por desgracia) no existe versión electrónica.

la agresividad del culturismo y adentrarse en una disciplina mucho más disciplinada y meditativa, el yoga. Pronto Kawakami abandonó la práctica del culturismo para dedicarse en cuerpo y alma al estudio del yoga. Se quedó cautivado por la resolución del esfuerzo, la completa absorción que se requería de mente y cuerpo. Hasta ese momento, su determinación era contundente, y ahora notaba que estaba ganando un firme control de su cuerpo mientras, al mismo tiempo, profundizaba en su habilidades meditativas. Aquellos dos atributos —el control de su cuerpo y de la quietud mental— se convertirían en la pieza principal de la filosofía y la práctica de Kawakami.

Gracias a la práctica del yoga desarrolló un método de respiración propio en el que toma aire dos veces por minuto durante un periodo de veinte minutos, reduciendo el ritmo cardíaco además de inhibir sus reacciones a los estímulos internos y externos. (Una vez realizó este ejercicio en la consulta de un médico; cuando la enfermera le tomó el pulso fue incapaz de encontrarlo.) Kawakami se sentía tan seguro practicando esa clase de respiración, y se sentía tan profundamente apacible al hacerlo, que empezó a verlo como una especie de iluminación. «Soy capaz de alcanzar un estado espiritual de perfecta quietud —me dijo—, y al hacerlo puedo controlar mis cinco sentidos para no sentir nada».[197] Siguiendo una ruta completamente única, Kawakami alcanza una trascendencia que otros como Kiran, Bill y Abe también han descrito: él ya no siente la separación de sí mismo porque se ha unido completamente con la fuente.

Y es en este punto de la historia donde saltan a escena los pinchos de la lengua. Para poner a prueba su habilidad para expandir su conciencia, Kawakami empezó a someterse a actos brutales de automutilación. Una vez que había alcanzado un estado de meditación profunda, por ejemplo, se sujetaba la lengua con una mano mientras se clavaba un pincho con la otra, y descubrió que no sentía ningún dolor al hacerlo.

«La única forma de saber si has alcanzado el control de tu conciencia es poniéndote a prueba de alguna forma —reflexiona Peper, que ha

---

197. Mitsumasa Kawakami, en conversación con la autora en noviembre de 2017.

observado a Kawakami en su laboratorio en varias ocasiones mientras éste lo hacía—. Cuando descubrió que podía perforarse, supo que realmente había dominado la técnica. No es tan distinto de cuando se convirtió en Mr. Japón. En esencia, es como cualquier otro atleta o meditador, alguien que ha ido desarrollando esta práctica a lo largo del tiempo y, como resultado, ha alcanzado un nivel de control extraordinario.»[198]

Además del estudio que Peper hizo sobre Kawakami[199] —durante el que estuvo conectado a un EKG y un EEG, y ambos demostraron que Kawakami apenas demostraba reactividad física mientras el pincho le perforaba la lengua—, también se sometió a un estudio de un grupo de investigadores de Japón, que le quemaron los pies con láseres médicos (que se utilizan para quemar tejidos) mientras él estaba inmóvil en una máquina de resonancia magnética. También descubrieron que no se registraba ningún indicador de dolor en su cerebro. Sin embargo, cuando le extrajeron sangre después del experimento, descubrieron un aumento significativo de endorfinas, cosa que sugería que su cuerpo había respondido al dolor produciendo sus analgésicos naturales, incluso aunque su cerebro no hubiera registrado la sensación de dolor.

Aunque ni siquiera Kawakami es capaz de ofrecer una explicación sobre este alterado estado —el acto nació, y lo practica por puro instinto—, Peper cree que existen dos componentes que ayudan a descifrar el fenómeno. «No experimenta anticipación al dolor [mientras lo atraviesa el pincho]... En algún rincón de lo más recóndito de su mente se siente completamente a salvo —sugiere Peper—. Y la segunda parte: utiliza la respiración como mecanismo para no sentir dolor, para controlarlo y no reaccionar».[200]

---

198. Erik Peper, en conversación con la autora en 2017.

199. P. Arambula, E. Peper, M. Kawakami y K. Hughes Gibney, «The Physiological Correlates of Kundalini Yoga Meditation: A Study of a Yoga Master», *Applied Psychophysiology and Biofeedback* 26, n.º 2 (2001): pp. 147–153.

200. Erik Peper, en conversación con la autora.

La idea de que la respiración de Kawakami pueda ayudarlo a bloquear el dolor nos vuelve a conectar, en realidad, a la teoría de Leah Lagos sobre la variabilidad del ritmo del corazón, la medición de esa variación entre latidos. Lagos, como ya comentamos en el capítulo 2, les enseña a sus pacientes ejercicios de respiración con el objetivo de ayudarlos a desarrollar la «habilidad para controlar su fisiología y psicología mediante el ritmo cardíaco».[201] Al alterar el sistema nervioso autónomo del cuerpo —que abarca las reacciones simpáticas (lucha o huida) y parasimpáticas (relajantes)— mediante la respiración, los pacientes de Lagos son capaces de modificar su respuesta al estrés. Kawakami, aunque es evidente que es un caso extremo, en lo fundamental está aplicando el mismo mecanismo. Cuando inhala, al estar activado simpáticamente, detiene todo movimiento; en plena exhalación, cuando hay un aumento de la actividad parasimpática o, tal como lo describe Peper, «regeneración», se atraviesa el cuerpo con el pincho. En la fase de exhalación, en otras palabras, no siente la herida. (Y aquí me siento obligada a decir: por favor, ¡no lo intentéis en casa! Ni que decir tiene que Kawakami es una criatura extraña; nunca he visto una persona igual, y tal vez no vuelva a ver ninguna más.) Está claro que existe una relación compleja entre los aspectos fisiológicos y psicológicos —e incluso espirituales— que permite que Kawakami consiga hacer lo que hace sin sentir ningún dolor. Pero yo creo que su técnica de respiración y el control que ha logrado tener sobre su sistema nervioso juegan un papel crucial, no solo desarrollando su resistencia, también en su capacidad como sanador.

* * *

El control que tiene Kawakami sobre su cuerpo y su mente le permite disponer del espacio necesario para sanar a otras personas. Al expandir su propia conciencia, me explicó, es capaz de obtener una clara visión

---

201. Leah Lagos, en conversación con la autora.

de las necesidades del paciente, además de un camino directo hacia la energía necesaria para sanar. Aunque su técnica parezca drástica, en realidad solo es una variación de lo que todos los sanadores que aparecen en este libro, incluyéndome a mí misma, describen como la condición necesaria para ayudar a los demás: es decir, someterse a la percepción del yo de forma independiente.

Kawakami también insiste en la importancia de mantener un equilibrio emocional estable. Las intromisiones diarias de la mente que experimentamos la mayoría de personas —ya sea por ansiedad, rabia o tristeza— nos mantienen a nosotros y a nuestra energía anclados a una conciencia estrecha y aislada. Y es esta separación la que conlleva la clase de problemas que Kawakami llama «emergencia espiritual», una crisis emocional o física que obliga a una persona a hacer frente al sufrimiento, tanto el pasado como el presente.

Y es en esa coyuntura cuando las personas suelen acudir a Kawakami en busca de orientación y sanación. En sus sesiones, como ya he explicado antes, sus aprendices ayudan a los pacientes a acceder a la información de sus vidas pasadas a través de la escritura automática; a veces también les piden a los pacientes que escriban. Cuando estaba en Fukoka presencié como Kawakami trabajaba con una joven que tenía un eccema en gran parte del cuerpo. Kawakami posó las manos sobre las partes del cuerpo de la mujer en las que la enfermedad estaba más concentrada y empezó a cantar. El sonido que emitía era, al principio, penetrante —como una alarma—, pero también era un tono puro, con una cualidad chamánica clásica. «Cuesta mucho albergar pensamientos al mismo tiempo que escuchas ese tono —me explicó Peper en una ocasión hablando sobre los cantos de Kawakami—. Casi se podría decir que elimina los pensamientos y las preocupaciones porque te sientes invadido por el tono.» Yo pensé que era una maniobra muy astuta. Es decir, cuando nos dejamos absorber por un sonido, en particular uno que requiere concentración para poder adaptarse a él, también estamos desviando la atención de la desconfianza, la autoprotección o la vergüenza, sentimientos que podrían evitar que nos abramos a una sesión curativa. (Exploraré el uso del sonido con más detalle en el capítulo 9.) La joven cerró los ojos y se quedó muy quieta. Kawakami le dio a la chica un sujetapapeles y un bolígrafo. Sin abrir los ojos, y como si estuviera en trance, ella empezó a escribir una historia. Era una historia, según me explicó el traductor de Kawakami, de su vida pasada, cuando había sido un hombre que trabajaba como médico. Había tenido mucho éxito y un doctor rival le había vertido aceite hirviendo en la mano empujado por un ataque de celos. La piel de la mano se le gangrenó y se le llenó de gusanos.

«Desde una perspectiva fisiológica, si observas el cerebro de Kawakami o de sus aprendices, o incluso el de sus pacientes cuando están siendo tratados por Kawakami y hacen ejercicios de escritura automática, se observa que están en un modo más receptivo durante ese tiempo —comenta Peper, que expuso a algunos de los aprendices de Kawakami a un EEG mientras hacían ejercicios de escritura automática—. En ese momento no están orientados a la reacción o al estímulo. Se relajan tanto, se desprenden de sí mismos, están pasivamente abiertos; es parte de la práctica del yoga. Y ellos escriben todos los mensajes que acuden a su mente. Creo que todo el mundo puede aprender a hacerlo».[202] Y ya lo creo que sí: eso es lo que hizo Neale Donald Walsch cuando escribió *Conversaciones con Dios*.

Kawakami descubrió sus vidas pasadas, tal como lo cuenta él mismo, cuando meditó durante 29 días seguidos y después se puso a escribir. Sintió que estaba accediendo a una fuente de información masiva del universo. Descubrió que el destino de su espíritu siempre había sido el de ayudar a otras personas; él cree que es algo que se ha repetido a lo largo de varias vidas y encarnaciones. «He tenido el mismo trabajo durante cinco mil años», me manifestó. La experiencia cristalizó para él la idea de que otras encarnaciones se quedan con nosotros, y que su papel es sanar los traumas acumulados y el dolor como camino a la felicidad.

---

202. Erik Peper, en conversación con la autora en 2017.

«Yo diría que a medida que vas desarrollando la técnica de la meditación desarrollas habilidades psíquicas. A medida que Kawakami [desarrollaba su técnica de meditación]... y desarrollaba una profunda empatía, empezó a comprender su conciencia en sus múltiples niveles, cosa que, si tengo que ser sincero, no acabo de comprender del todo —dice Peper sobre la experiencia de la escritura automática de Kawakami—. Estoy convencido de que para él es cierto (me refiero a su interpretación de esa realidad energética), de que es el modelo que ha creado porque encaja en sus condicionantes culturales. Y lo cierto es que le he visto hacer cosas increíbles». Para mí, la escritura automática es otra manifestación resultante de haber eliminado el filtro entre la persona y ese campo de energía superior. Es evidente que hay muchas trampas en esta práctica (he visto a muchas personas que creían estar escribiendo automáticamente cuando en realidad era su subconsciente o su ego el que hablaba), pero creo que también es posible encontrar un ritmo, como le ocurrió a Neale, como hace Kawakami, y empezar a transcribir información que está flotando en el campo. La escritura automática auténtica no es diferente a la inspiración artística, cuando una persona consigue acceso total a las ideas o los conocimientos o incluso las instrucciones que proceden del campo de energía superior. Y por eso creo que Kawakami estaba haciendo una especie de versión mental de la escritura automática cuando nos conocimos y me habló de la tristeza que me había provocado mi madre cuando yo era niña; no hay duda de que es uno de los sanadores más evolucionados que he conocido —desprende una arrolladora sensación de calidez y seguridad—, y no me sorprende que sea capaz de conseguir información sobre otras personas de esa forma.

* * *

Lo que más me sorprendió sobre Kawakami fue que su feroz disciplina no tiene nada que ver con el ascetismo o las privaciones. En realidad, está relacionada con la expansión. Aunque los ejercicios para expandir la mente y la conciencia se han puesto de moda últimamente («Todo el mundo está intentando alterar su conciencia»,[203] como dijo un joven emprendedor hace poco) —cosa que ha dado pie a la creación de aplicaciones de *mindfulness* y *flotariums*—, suelen estar motivados por el deseo de aumentar el rendimiento y la felicidad (además de potenciar los negocios), mientras que en el caso de Kawakami es un empeño por reducir la percepción de sí mismo, en lugar de potenciarla. Sus practicas de yoga, de respiración y meditación persiguen un objetivo: conectar con un campo de energía superior. La prueba de ello queda clarísimamente reflejada en su capacidad de autoinfligirse dolor, pero, de una forma más sutil, en su apacible temperamento y su fortaleza como sanador. Muchas tradiciones relacionadas con la curación suponen un aumento de la conciencia o el acceso a otros reinos, pero a menudo esto se suele conseguir con la ayuda de alucinógenos. Los chamanes, por ejemplo, toman ayahuasca, un preparado hecho con ingredientes naturales, incluyendo la hoja de ayahuasca (*Banisteriopsis caapi*) y un arbusto llamado chacruna (*Psychotria viridis*).[204] El preparado contiene la droga alucinógena llamada dimetiltriptamina (DMT), a veces llamada la molécula espiritual, porque provoca experiencias espirituales.[205]

Para inducir este estado místico, los nativos americanos ingieren peyote de un pequeño cactus sin espinas que contiene mescalina, un

---

203. Kevin Gray, «Inside Silicon Valley's New Non-Religion: Consciousness Hacking», 1 de noviembre de 2017, https://www.wired.co.uk/article/consciousness-hacking-silicon-valley-enlightenment-brain.

204. J. Riba, S. Romero, E. Grasa, E. Mena, I. Carrió y M. J. Barbanoj, «Increased Frontal and Paralimbic Activation Following Ayahuasca, the Pan-Amazonian Inebriant», *Psychopharmacology* 186, n.º 1 (2006): pp. 93–98.

205. Nuestros cuerpos son capaces de producir DMT de forma natural. Una de las explicaciones más fascinantes y controvertidas sobre las experiencias cercanas a la muerte fue expuesta por el doctor Rick Strassman, profesor de psiquiatría de la Facultad de Medicina de la Universidad de Nuevo México que, en la década de 1990, propuso que la glándula pineal libera grandes cantidades de DMT en las horas previas a la muerte y cuando nacemos. Dependiendo de nuestro punto de vista, esto significa que, o bien el DMT nos conecta con nuestro espíritu en los momentos en que estamos entrando y saliendo de este mundo (que es como lo veía un chamán), o bien el DMT provoca un «viaje» espiritual que nos provoca la ilusión de estar conectados con algo superior.

alcaloide psicoactivo que provoca efectos alucinógenos similares a los del LSD y los hongos alucinógenos. La medicina occidental también está empezando a reconocer el valor terapéutico de los alucinógenos: durante la última década ha empezado a considerarse una práctica beneficiosa la administración de microdosis de estas sustancias en muchos círculos. Los investigadores han empezado a analizar los efectos de la psilocibina[206] (provocando a sus pacientes «viajes» controlados en sus clínicas con música relajante y terapeutas a su servicio) con la esperanza de que se pueda utilizar con eficacia para tratar diferentes enfermedades mentales como la depresión, la adicción y la ansiedad. En un experimento clínico en la Universidad de California en Los Ángeles,[207] descubrieron que doce pacientes con cáncer terminal redujeron sus niveles de ansiedad durante tres meses después de tomar la droga, y la mejoría en el estado de ánimo duró hasta seis meses. En experimentos para estudiar el fármaco en la Johns Hopkins University, que se publicaron en 2006,[208] 2008[209] y 2011,[210] les administraron diferentes dosis de psilocibina a 36 sujetos «sanos, normales» con una orientación espiritual de alguna clase (desde personas que asistían a la iglesia o a la sinagoga hasta las que participaban en grupos de meditación). En el estudio de seguimiento a los catorce meses del inicio del experimento en el año 2011, el 94 por ciento de los voluntarios catalogaban su experiencia

---

206. Nell Casey, «Just Don't Mention Timothy Leary», *Whole Health Report*, http://www.nellcaseywriter.com/pdfs/psych.pdf.

207. C. S. Grob, A. L. Danforth, G. S. Chopra, M. Hagerty, C. R. McKay, A. L Halberstadt y G. R. Greer, «Pilot Study of Psilocybin Treatment for Anxiety in Patients with Advanced-stage Cancer», *Archives of General Psychiatry* 68, n.º 1 (2011): pp. 71–78.

208. R. R.Griffiths, W. A.Richards, U. McCann y R. Jesse,«Psilocybin Can Occasion Mystical-Type Experiences Having Substantial and Sustained Personal Meaning and Spiritual Significance», *Psychopharmacology* 187, n.º 3 (2006).

209. R. R. Griffiths, W. A. Richards, M. W. Johnson, U. D. McCann y R. Jesse, «Mystical-Type Experiences Occasioned by Psilocybin Mediate the Attribution of Personal Meaning and Spiritual Significance 14 Months Later», *Psychopharmacology* 22, n.º 6 (2008): pp. 621–632.

210. R. R. Griffiths, M. W. Johnson, W. A. Richards, B. D. Richards, U. McCann y R. Jesse, «Psilocybin Occasioned Mystical-Type Experiences: Immediate and Persisting Dose-Related Effects», *Psychopharmacology* 218, n.º 4 (2011): pp. 649–665.

como una de las cinco experiencias espirituales más significativas de sus vidas; el 83 por ciento afirmó que había aumentado su sensación general de bienestar. Robin Carhart-Harris, psicofarmacólogo y principal director de los estudios sobre fármacos psicodélicos del Imperial College de Londres, utilizó un MRI para analizar la actividad del cerebro cuando los sujetos estaban bajo el efecto de la psilocibina.[211] El equipo de Carhart-Harris descubrió que el fármaco disminuye la actividad en dos zonas: la corteza prefrontal medial (CPM) y la corteza cingulada posterior (CCP). Se sabe que la CPM está más aciva durante los periodos de depresión, y se entiende que la CCP tiene su función en todo lo que tiene que ver con la percepción y la identidad personal. Carhart-Harris explica: «Aumentar la actividad en esto [la red del cerebro] está relacionado con una excesiva introspección, quedarse atrapado en la cabeza de uno mismo y separado del mundo exterior».[212]

Mientras que sus métodos son diferentes —y no requieren alucinógenos de ninguna clase—, esto es exactamente lo que Kawakami es capaz de conseguir: desprenderse de la identidad con todo su dolor y sus distracciones. Y eso también viene acompañado de la dramática habilidad de permitir que pase la energía, o la información, de ese campo superior. Regresé, después de haber conocido a Kawakami, con la sensación de que aquel hombre era la prueba viviente de que tenemos más potencial de sanarnos a nosotros mismos y a los demás de lo que podemos imaginar, por no mencionar que es posible abrir nuestra mente a la información del campo energético sin necesidad de alucinógenos, ya sean naturales o de cualquier otra clase. Resulta un desafío someterse a nuevas experiencias, particularmente cuando son incómodas y requieren que ajustemos nuestra actitud hacia convenciones tan afincadas, pero los resultados pueden ser increíbles. Peper describe la actitud de Kawakami de la siguiente forma: «Su respuesta innata es: "vamos a explorar a ver

---

211. R. L. Carhart-Harris, «Neural Correlates of the LSD Experience Revealed by Multimodal Neuroimaging», PNAS 113, n.º 17 (2016): pp. 4853–4858.

212. *Ibidem.*

qué encontramos"».[213] Yo también me di cuenta de ello; hay una desinhibición crucial en su disciplina. Esa apertura suprema, sumada al compromiso inquebrantable con su disciplina y el deseo de ayudar a otros, parece haberle proporcionado posibilidades ilimitadas.

SÉ TU PROPIO SANADOR

Respiración circular

Las habilidades sanadoras del maestro Kawakami se basan en su capacidad para controlar su respiración. Él expande su conciencia respirando anormalmente despacio. Para los que no tenemos esa capacidad, acelerar un poco nuestra respiración puede ayudarnos a comprender cómo las técnicas de respiración pueden alterar la conciencia y hacernos más receptivos a la información del campo superior.

- Túmbate boca arriba, relájate y practica el ejercicio de respiración resonante del capítulo 2 inspirando mientras cuentas hasta seis y exhalando mientras cuentas hasta seis.
- Cuando te sientas calmado y relajado, empieza a cambiar tu respiración. Respira lentamente por la nariz permitiendo que el aire te expanda los pulmones y te hinche el abdomen. Cuando termines de inhalar, empieza a exhalar inmediatamente por la boca a la misma velocidad. Cuando termines de exhalar, empieza a inhalar inmediatamente otra vez por la nariz, lenta y regularmente.
- Concéntrate en esta respiración circular asegurándote de que no estás aguantando la respiración. No tiene que haber pausas entre la inspiración y la exhalación, de forma que cuando tus pulmones estén casi llenos debes empezar a exhalar, y cuando estén casi vacíos, empieces a inhalar de nuevo.

---

213. Erik Peper, en conversación con la autora en 2017.

- A medida que repites esta respiración circular notarás que estás respirando un poco más rápido de lo normal, pero ten cuidado de no acelerar demasiado. No estoy intentando que hiperventiles, y no deberías ponerte nervioso. Al contrario, este ejercicio debería salirte sin esfuerzo, y tu cuerpo debería estar calmado y relajado.
- Cuando lleves unos diez minutos es posible que empieces a notar un cambio en tu conciencia. Algunas personas describen sentir euforia o un hormigueo. Llegados a este punto es posible que te sientas anormalmente receptivo a la inspiración.
- Para cuando lleves veinte minutos, y respira con normalidad durante algunos minutos. Normalmente, es justo en este momento cuando yo me siento más conectada a la fuente. Escribe todos los pensamientos que te vengan a la mente. Suelen ser reveladores.

Este ejercicio puede provocar mareos a algunas personas. No lo hagas si no te encuentras bien y, en especial, si estás embarazada o tienes la tensión alta o alguna enfermedad cardiovascular.

8

¿QUÉ ES UN PLACEBO?

Hace unos años visité a un sanador de renombre en Nueva York. Llevaba más de una década escuchando hablar sobre sus éxitos, aunque últimamente la gente ya no parecía nombrarlo tanto. Llegó a lo más alto en la década de 1980 y era conocido por una energía particular que le salía de las manos cuando las pasaba por encima del cuerpo de sus pacientes. La sensación, según me la había descrito la gente, no se parecía a nada de lo que yo había experimentado hasta entonces. Lo que explicaban parecía auténtica brujería, y utilizaban palabras como «chisporroteo» e «intenso» y «agudo». Cuando por fin fui a ver a ese sanador —un hombre mayor en aquella época, que me esperaba en una oficina llena de fotografías en las que se le veía posando con personalidades de su época (Melanie Griffith, Don Johnson y Barbra Streisand entre otras)—, confieso que yo también me quedé sobrecogida. Mientras sostenía las manos a unos quince centímetros de mi cuerpo sentí una palpable —y, sí, chisporroteante— electricidad. Mientras aquella extraña corriente me recorría, el sanador me iba hablando sobre su vida.

Hacía ya casi cuarenta años, me dijo, adoptando el tono relajado del que cuenta una historia bien mascada, los alienígenas lo habían abducido. No recordaba lo que había ocurrido mientras estaba con ellos, pero cuando lo soltaron descubrió que tenía la capacidad para conjurar la energía que ahora emanaba de sus manos. Pronto descubrió que aquel contacto eléctrico también era un contacto sanador y, cuando las personas a las que había ayudado empezaron a compartir su historia, empezaron a acudir a él personas de toda condición. Desconcertada por su historia —y por el hecho de que, mientras hablaba, me sentí como si fuera un disco sobre el que estuviera deslizando una aguja—, salí de la consulta del sanador sintiendo un absoluto estupor.

Mientras recorría Manhattan, desde su consulta hasta la mía, pensé en su inverosímil historia, sumada a su evidente habilidad para canalizar aquella energía tan vigorosa. Comprendía que la gente se dejara impresionar por aquella experiencia: la dramática historia y la extraña pero innegable sensación que provocaban sus manos. Pero entonces me pregunté: ¿qué pasa si eso es todo? ¿Y si este hombre es verdaderamente capaz de generar una energía que los demás pueden sentir, y después les habla sobre ese increíble encuentro y la esperanza —y la promesa— de todo junto los convence de que se han curado? Y, por tanto, se *curan*?

Entonces me di cuenta de que debería de hacerme las mismas preguntas sobre mí misma. ¿Y si yo también me estaba limitando a convencer a mis pacientes de mis habilidades? La idea me hizo sentir extremadamente incómoda. Para empezar, no estaba dispuesta a dejar que me metieran en el mismo saco que una persona que decía que había sido abducida por extraterrestres. Y lo más importante es que no me gustaba pensar que mi trabajo podía reducirse a poco más que un truco psicológico, o un placebo. Como le ocurría a cualquier otra trabajadora sanitaria, me habían entrenado rigurosamente para que viera el efecto placebo —que se refiere al resultado beneficioso producido por un fármaco o tratamiento inactivo que funciona debido a la fe que tiene el paciente en su poder— como algo a evitar. En una investigación, los científicos hacen todo lo posible para controlar el efecto placebo y lo aíslan siempre que les es posible con el objetivo de discernir la consecuencia «real» del tratamiento contra la consecuencia de la sugestión.

Esa idea —de que yo misma pudiera ser solo un placebo— me asustó tanto que me puse a investigar el efecto placebo y no volví a asomarme hasta que estuve preparada para pronunciar una conferencia *online* sobre el tema. Cosa que terminé haciendo en la conferencia TEDGlobal de Edimburgo en 2012.

* * *

Antes de poder hacer ningún juicio sobre los placebos tenía que entender mejor el papel que jugaban en el terreno de la sanación. Como enseguida descubrí, los placebos han tenido mala prensa desde que se acuñó el concepto. La palabra «placebo» viene del latín y significa «complacer». Cuando en la época medieval se contrataban plañideras para participar en las velas de los difuntos, estas solían entonar un verso del salmo 116: «Complaceré a los difuntos en la tierra de los vivos».[214] Sin embargo, como aquellas plañideras solo estaban actuando, no se las consideraba sinceras y la gente las llamaba «placebos». El término se acabo colando en el mundo médico: a finales de siglo XVIII, se utilizaba para describir un método o un medicamento normal y corriente. Con el tiempo la definición fue cambiando, y ya en el año 1811 el término «placebo» se definía como «cualquier medicamento adaptado más bien para complacer que para beneficiar al paciente».[215]

En la medicina contemporánea, un placebo se suele definir como un tratamiento —como una pastilla, una inyección o un procedimiento— que tiene un efecto inocuo, y normalmente se administra sin que el paciente lo sepa. Lo interesante del caso es que las investigaciones han demostrado que incluso la aparición de un placebo puede beneficiar la reacción del paciente al fármaco. Por ejemplo, cuanto más grande es la pastilla, mayor es el efecto placebo que la acompaña, y dos pastillas provocan un efecto más intenso que una. Los pacientes demuestran una reacción más positiva a pastillas de marca que a las gené-

---

214. M. Spencer, «The Power of Nothing: Could Studying the Placebo Ef-fect Change the Way We Think about Medicine?» *The New Yorker*, diciembre 12, 2011, https://www.newyorker.com/magazine/2011/12/12/the-power-of-nothing.

215. *Ibidem.*

ricas, y las reacciones más fuertes se observan en los placebos que se administran por vía intravenosa.[216] Incluso el color de las pastillas del placebo puede alterar los resultados: las azules son más efectivas que las rojas para ayudar a la gente a dormir, y los pacientes suelen preferir las pastillas verdes para tratar los trastornos relacionados con la ansiedad.[217] Estos son la clase de detalles caprichosos que han provocado que tanto médicos como científicos renieguen de los placebos por considerarlos un trivial juego mental.

Y aun así, a pesar de sus asociaciones negativas, el placebo ha tenido un papel engañosamente positivo en nuestras vidas. Se lo ha visto desde el principio como algo que tiene un efecto psicológicamente gratificante, aunque superficial. Sin embargo, en 1955, Henry Beecher, anestesista, autor de temas de ética y medicina y profesor de la Harvard Medical School, publicó un artículo muy influyente titulado «The Powerful Placebo»,[218] que cambió nuestra conciencia, si no nuestra inclinación, por los placebos. Beecher expuso la sencilla pero radical idea de que nuestras emociones y creencias pueden alterar de forma significativa nuestra percepción del dolor y que los beneficios y la eficacia de los placebos —que se utilizaban con más frecuencia en aquella época, señaló, que cualquier otro medicamento— debía ser reconocida.

La clarividente consideración de los placebos de Beecher fue apoyada por un estudio llevado a cabo más de dos décadas después por tres científicos de la Universidad de California en San Francisco: Jon Levine, Newton Gordon y Howard Fields. Se propusieron investigar si las endorfinas —un grupo de hormonas segregadas en el cerebro y el sistema nervioso que activan el receptor opioide del cuerpo, cosa que significa que actúan como analgésicos naturales— ofrecían una explicación bioquímica para el efecto placebo. Para ello, los tres científicos les

---

216. *Ibidem.*

217. *Ibidem.*

218. H. K. Beecher, «The Powerful Placebo», *Journal of the American Medical Association* 159, n.º 17 (1955): pp. 1602–1606.

dijeron a un grupo de pacientes que se estaban recuperando de una cirugía dental que estaban a punto de recibir una dosis de morfina, una solución salina o un fármaco que podía aumentarles el dolor. Los dos últimos fármacos, desconocidos por los pacientes, eran placebos.

Por último, los investigadores eliminaron a los que habían recibido morfina y dividieron al resto de participantes en dos grupos: los que habían reaccionado a los placebos y los que no. A todos ellos les habían administrado Naloxone, un fármaco sintético que bloquea los receptores opioides del sistema nervioso a través de un gotero intravenoso. El Naloxone se utiliza para contrarrestar las sobredosis de heroína y morfina, pero también bloquea el efecto analgésico de las endorfinas. Y, por tanto, los participantes que habían reaccionado de forma positiva al placebo experimentaban un repentino aumento del dolor cuando les administraban el Naloxone. Cuando les administraban el Naloxone a aquellos que no habían reaccionado al placebo, no notaban ninguna diferencia en la intensidad del dolor que sentían. Aquello fue revolucionario: fue el primer estudio que sugería que los placebos pueden incitar respuestas químicas en el cerebro similares a los de los fármacos activos. Y eso significaba que los placebos no solo eran psicológicamente importantes, sino que así mismo, de la misma forma que el resto de medicamentos, también fisiológicamente. (Ni que decir tiene que Kawakami, en cierto sentido, se convirtiera en su propio placebo: él también se llenaba el cuerpo de endorfinas cuando se atravesaba la lengua con aquel pincho.) Posteriores estudios que empleaban escáneres cerebrales han confirmado desde entonces el descubrimiento de la UCSF y posteriores investigadores, el más notable de todos es el neurocientífico Fabrizio Benedetti de la Universidad de Turin, han demostrado que los placebos tienen un efecto demostrable sobre los neurotransmisores. Uno de los estudios de Benedetti,[219] por ejemplo, descubrió que los placebos salinos no solo reducen los síntomas de la enfermedad del Parkinson,

---

219. F. Benedetti y otros, «Teaching Neurons to Respond to Placebos», *Journal of Physiology* 594, n.º 19 (2016): pp. 5647–5660.

sino que también pueden aumentar la producción de dopamina, el neurotransmisor que el Parkinson le roba al cerebro.

Las investigaciones también sugirieron la existencia del efecto nocebo, que ocurre cuando un «tratamiento ficticio», como se llama en ocasiones a los placebos, provoca consecuencias psicológicas y fisiológicas con resultados negativos. (*Nocebo* en latín significa «haré daño»). En un estudio pionero,[220] a quince pacientes que recibieron punciones lumbares, un procedimiento mediante el cual se extrae líquido de la columna con una aguja, les dijeron que después les dolería la cabeza. Al final, siete de los quince pacientes dijeron que habían tenido dolor de cabeza. Por otra parte, cuando a otros trece pacientes no les advirtieron del posible efecto secundario, ninguno de ellos experimentó el dolor de cabeza. De forma similar, en un estudio controlado aleatorio, a las mujeres que recibían la epidural durante el parto se les informó sobre el proceso utilizando dos enfoques diferentes. A un grupo se le dijo: «Vamos a administrarte un anestésico local que adormecerá la zona y te sentirás cómoda durante el proceso», mientras que al otro grupo se le advirtió: «Vas a notar un gran pinchazo; es la peor parte del procedimiento».[221] Las mujeres a las que se les explicó la versión positiva informaron haber sentido mucho menos dolor que aquellas a las que se les había explicado la versión negativa, a pesar de que ambos grupos de mujeres habían pasado por el mismo procedimiento.

Aparte de nuestras expectativas, que a un nivel subconsciente nos empujan a disfrutar de una salud mejor —o, en este caso del nocebo, a algo peor—, nuestras interacciones con los médicos y el personal médico también pueden mejorar nuestra sensación de bienestar. Esto es conocido como el efecto Hawthorne,[222] o el efecto observador, según el

220. R. Klinger, M. Blasini, J. Schmitz y L. Colloca, «Nocebo Effects in Clinical Studies: Hints for Pain Therapy», *Pain Reports* 2, n.º 2 (2017).

221. *Ibidem*.

222. M. Spencer, «The Power of Nothing: Could Studying the Placebo Effect Change the Way We Think about Medicine?» *The New Yorker*, 12 de diciembre de 2011, https://www. newyorker.com/magazine/2011/12/12/the-power-of-nothing.

cual las personas modifican un aspecto de su comportamiento en respuesta al hecho de saberse observadas. En un contexto médico esto se expresa, según han demostrado los estudios, cuando una persona tiene la sensación de que un médico es particularmente atento, y su salud mejora más rápido.

Ted Kaptchuk, un destacado profesor de la Harvard Medical School (además de antiguo acupunturista) y director del Harvard's Program in Placebo Studies y el Therapeutic Encounter (PiPS) en el Beth Israel Deaconess Medical Center, ha recibido millones de dólares en becas de los Institutos Nacionales de Salud (NIH) para estudiar los placebos y ha publicado muchos artículos sobre su investigación en prestigiosas publicaciones médicas.[223] Haciendo un esfuerzo por ofrecer pruebas científicas de este efecto placebo secundario —eso de que existen beneficios de salud asociados a una transacción positiva entre un médico y un paciente—, Kaptchuk diseñó un estudio fascinante.[224] Kaptchuk colaboró con un gastroenterólogo y estudió a un grupo de pacientes que padecían síndrome de colon irritable, un desorden gástrico crónico acompañado de dolor y estreñimiento. Dividieron a los 262 participantes en tres grupos: un grupo de control, a los que les dijeron que estaban en lista de espera para recibir un tratamiento; un grupo que recibió acupuntura «falsa» —que, como ya expliqué en el capítulo 5, consiste en utilizar agujas retractiles o administrar los pinchazos en puntos que no son de acupuntura—, y no tuvieron mucha interacción con el médico; y, por último, un grupo que recibió una acupuntura falsa con un trato espe-

223. J. Kong y otros, «A Functional Magnetic Resonance Imaging Study on the Neural Mechanisms of Hyperalgesic Nocebo Effect», *Journal of Neuroscience* 28, n.º 49 (2008): pp. 13354–13362; J. Kong y otros, «Brain Activity Associated with Expectancy-Enhanced Placebo Analgesia as Measured by Functional Magnetic Resonance Imaging», *Journal of Neuroscience* 26, n.º 2 (2006): pp. 381–388; T. J. Kaptchuk, P. Goldman, D. A. Stone y W. B. Stason, «Do Medical Devices Have Enhanced Placebo Effects?» *Journal of Clinical Epidemiology* 53 (2000): pp. 786–792.

224. T. J. Kaptchuk y otros, «Components of Placebo Effect: Randomized Controlled Trial in Patients with Irritable Bowel Syndrome», *British Medical Journal* 332 (2006): pp. 391–397.

cial, cosa que significaba que los pacientes disfrutaban de charlas de por lo menos veinte minutos en los que el médico se preocupaba por expresar sentimientos empáticos y esperanza diciendo cosas como «sé que esto es difícil para usted» y «este tratamiento tiene unos resultados excelentes» mientras, en ocasiones, les tocaba las manos o los hombros. Además, le pidieron al médico que pasara por lo menos veinte segundos perdido en un silencio reflexivo, como si estuviera fascinado por aquel dilema médico en particular, mientras hablaba con el paciente. A Kaptchuk no le sorprendió descubrir que los pacientes que experimentaron mayor alivio de los síntomas fueron aquellos a los que se trató con más cariño.[225] Pero este estudio que ofrecía pruebas de respuestas a la «dosisdependencia» de los placebos —en el que la atención personal también era uno de los falsos remedios— generó un gran impacto en la comunidad médica: la posibilidad de tratar a sus pacientes con compasión y atención era algo que los médicos podían alterar de forma realista e inmediata para conseguir mejores resultados.[226]

Erik Peper sugiere que los resultados del estudio de Kaptchuk pueden ayudarnos a entender mejor la dinámica del trabajo con energía. «Estamos programados para interpretar el mundo como un lugar peligroso o seguro y esta es una cualidad no verbal, energética», dice. En referencia a cualquier interacción entre dos personas, comenta: «También existe el procedimiento de las neuronas espejo [que se ha descubierto que se desencadena cuando una persona observa la misma reacción en otra persona, y entonces las neuronas «imitan» el comportamiento de la otra persona, como si el observador estuviera actuando]. Por tanto, cuando un sanador está presente y tú estás nervioso, tienes a una persona segura y cómoda, por lo que te sientes a salvo y ya empiezas a aumentar tu potencial curativo. Y

---

225. *Ibidem.*

226. Ian Harris, *Surgery, the Ultimate Placebo: A Surgeon Cuts Through the Evidence* (NewSouth Publishing, Sídney, 2016), Kindle location 2309.

entonces el sanador hace algo y tú crees que está haciendo algo positivo e interpretas que te sientes diferente, y eso restaura tus creencias».[227]

El descubrimiento de Kaptchuk también es un reproche del enfoque tradicional acerca de los placebos: no se puede eliminar el efecto placebo de la ecuación porque no se pueden aislar las emociones y las impresiones que se desencadenan en una transacción médica. O te sientes seguro o no, y, en cualquier caso, eso tiene un papel, por lo menos en cierto nivel, en el resultado. Incluso antes de aprender esta lección ofrecida por los placebos, yo siempre había sido muy clara con el personal de mi clínica de acupuntura respecto a la atmósfera que quería promover. Es de sentido común que un entorno compasivo y fiable ayudará a mejorar a cualquier paciente, pero también creo que el apoyo debería acompañar todas las interacciones, no solo entre el médico y el paciente, sino entre todas las personas de la clínica. Y creo que esta creencia fundamental de nuestra clínica ha tenido que ver con nuestro éxito.

Sin embargo, existen algunas pruebas inquietantes que sugieren que los placebos no siempre son lo inocuos o poco invasivos que queremos creer. Ian Harris, profesor de cirugía ortopédica en la Universidad de Nueva Gales del Sur y autor de *Surgery, the Ultimate Placebo*,[228] manifiesta que incluso los procedimientos quirúrgicos pueden tener un efecto placebo. Según su experiencia y sus investigaciones ha descubierto que, en algunos casos, se hacen operaciones más bien como gesto de consuelo que porque la intervención sea necesaria. «Si quisieras obtener el placebo perfecto —dice— sería invasivo, sería caro, sería administrado en un entorno rodeado de alta tecnología y lleno de profesionales, y la persona que lo administrara sería un médico muy seguro de sí mismo. Y estas son todas las cosas que convierten a la cirugía en

---

227. Ted Kaptchuk, en conversación con la autora.

228. Ian Harris, *Surgery, the Ultimate Placebo: A Surgeon Cuts Through the Evidence* (Sídney, NewSouth Publishing, 2016).

un placebo tan potente».[229] Mientras que los pacientes se dejan influir por toda esta pompa, sugiere Harris, a los cirujanos les cuesta deprenderse tanto de las tradiciones de toda la vida y de la inversión en su propio éxito. «Es muy difícil decirles [a los cirujanos] que un procedimiento que llevan practicando toda su carrera no funciona»,[230] argumenta Harris. Señala la fusión espinal como un procedimiento que se ha demostrado —en la mayoría de las ocasiones— que no es verdaderamente efectivo. Según Harris, se han hecho varios estudios[231] que han comparado el procedimiento de la fusión espinal para ciertas dolorosas enfermedades degenerativas de la espalda con programas no invasivos como la terapia física o la terapia cognitiva conductual. Estos estudios han demostrado de forma unilateral que los pacientes que se someten a la cirugía no se encuentran mejor que aquellos que se someten a terapias cognitivas conductuales o físicas. «Por lo que nos encontramos con un interrogante sobre la efectividad —dice Harris—. Comparado con operaciones como la cirugía para un reemplazo de cadera, donde la tasa de éxito es extremadamente alta, ronda el 95 por ciento, y las probabilidades de tener que operarse otra vez de la cadera son muy bajas... Mientras que la tasa de fracaso en la fusión espinal es muy alta, y la necesidad de pasar por otra cirugía de seguimiento es del 20 por ciento después de solo dos años».[232] Además, Harris señaló que la artroscopia de la rodilla, un procedimiento en el que se hace una pequeña incisión

---

229. Dr. Ian Harris, en conversación con la autora en octubre de 2007.

230. *Ibidem.*

231. Richard Deyo, «Epidemiology of Spinal Surgery: Rates and Trends», School of Public Health, University of Washington, http://depts.washington.edu/ccor/studies/SpineSurgEpi. shtml; J. T. Street y otros, «Morbidity and Mortality of Major Adult Spinal Surgery: A Prospective Cohort Analysis of 942 Consecutive Patients», *Spine Journal* 12, n.º 1 (2012): pp. 22–34; A. J. Schoenfeld, L. M. Ochoa, J. O. Bader, P. J. Belmont Jr., «Risk Factors for Immediate Postoperative Complications and Mortality Following Spine Surgery: A Study of 3475 Patients from the National Surgical Quality Improvement Program», *Journal of Bone and Joint Surgery* (American) 3, n.º 17 (2011): pp. 1577–1582; Richard Deyo y otros, «Trends, Major Medical Complications, and Charges Associated with Surgery for Lumbar Spinal Stenosis in Older Adults», *Journal of the American Medical Association* 303, n.º 13 (2010): pp. 1259–1265.

232. Dr. Ian Harris, en conversación con la autora en octubre de 2017.

en la rodilla y se inserta una cámara para poder ver las articulaciones, es una cirugía que se ha estudiado en comparación con grupos de placebo que han recibido cirugías falsas, y no se ha observado diferencia alguna en los resultados de ambos grupos.[233]

Peper cree que es importante establecer una distinción entre utilizar placebos activos y pasivos cuando se estudia el efecto placebo. Por lo general, los placebos activos provocan efectos secundarios leves (como las pastillas que contienen dosis bajas de cafeína, que pueden provocar un aumento del ritmo cardíaco); los placebos pasivos no provocan efectos secundarios como ocurre, por ejemplo, con una pastilla que contenga una dosis baja de azúcar. Las investigaciones de Peper han demostrado que los placebos activos pueden provocar reacciones diferentes porque, cuando las personas notan un efecto secundario, empiezan a creer que están mejorando. «Muchas medicaciones o procedimientos quirúrgicos pueden parecer efectivos y pueden serlo —explica Peper—. Sin embargo, muchos nunca se han comparado con los efectos de un placebo activo, solo con un placebo pasivo. En especial con los fármacos psiquiátricos o algunos de los medicamentos que se administran para el dolor, el efecto que puedas notar puede no deberse al ingrediente activo de la medicación, sino al efecto placebo, las sensaciones físicas provocadas por los efectos secundarios de la medicación».[234] En el caso de la artroscopia en la rodilla, Peper cree que un placebo activo —es decir, una intervención ficticia en la que al paciente se le administra una anestesia local y se le practica una incisión pero no se le somete a ningún procedimiento quirúrgico— es necesario para utilizarlo en comparación a la cirugía real porque el paciente experimenta un poco de dolor debido a la incisión y eso puede llevar al participante a creer que se ha recuperado basándose únicamente en ese «efecto secundario».[235] Los críticos han

233. Ian Harris, *Surgery, the Ultimate Placebo: A Surgeon Cuts Through the Evidence* (NewSouth Publishing, Sídney, 2016), Kindle locations 981–982.

234. Erik Peper, en conversación con la autora.

235. *Ibidem.*

apuntado que los placebos, en particular cuando se pasa por un procedimiento invasivo innecesario para obtener resultados para algún estudio, son engañosos y, por tanto, no se administran de una forma ética. Por otra parte, existen pruebas de que los pacientes se muestran perfectamente dispuestos a ser tratados con placebos, y que eso no afecta al resultado si son conscientes de que se trata de un tratamiento falso. En una ocasión, Kaptchuk diseñó un experimento[236] en el que informó explícitamente a los participantes de que iban a recibir pastillas inertes, explicándoles que los placebos suelen ser tan efectivos como los medicamentos, y aun así casi el 60 por ciento de los participantes afirmaron sentirse mejor.[237]

Últimamente se han publicado muchos estudios innovadores sobre el efecto placebo, varios de los cuales sugieren que la efectividad de las medicaciones para el dolor puede ser atribuida en gran parte a su valor como placebos. Un estudio del año 2015[238] publicado en la revista *Pain* concluyó que a lo largo de 17 años la eficacia de los analgésicos en los experimentos clínicos ha disminuido drásticamente. En el año 1996 los experimentos revelaban que los medicamentos aliviaban el dolor en un 27 por ciento más que los placebos, mientras que en el año 2013 esa distancia se habría reducido a un 9 por ciento. Se han hecho estudios similares sobre el uso de Valium, y se ha descubierto que el medicamento no tiene un efecto aparente sobre la ansiedad a menos que la persona sepa que la ha tomado.

Los investigadores siguen buscando una razón coherente para explicar *por qué* el efecto placebo es tan fuerte, y lo es cada vez más. Una

236. C. Carvalho, J. M. Caetano, L. Cunha, P. Rebouta, T. J. Kaptchuk y I. Kirsch, «Open-Label Placebo Treatment in Chronic Low Back Pain: A Randomized Controlled Trial», *Journal of Pain* (2016).

237. Reuters, «Placebos Help, Even When Patients Know About Them», https://www.reuters.com/article/us-placebo/placebos-help-even-when-patients-know-about-them-idUSTRE6BL4IU20101222.

238. A. H. Tuttle, S. Tohyama, T. Ramsay, J. Kimmelman, P. Schweinhardt, G. J. Bennett, J. S. Mogil, «Increasing Placebo Responses Over Time in U.S. Clinical Trials of Neuropathic Pain», *Pain* 156, n.º 12 (2015): pp. 2616–2626.

teoría surge del descubrimiento de Kaptchuk sobre el hecho de que la interacción entre médico y paciente provoca su propio efecto placebo. Los experimentos clínicos que se han hecho últimamente en Estados Unidos son de mayor alcance y han incluido más participantes en las casi dos décadas que separan los años 1996 y 2013. En 1990, un estudio medio duraba cuatro semanas, mientras que en 2013 duró doce semanas; en la misma línea, el estudio medio en 1990 incluía a cincuenta personas o menos, pero en el año 2013 los estudios incluían 700 participantes de media. A medida que han ido creciendo estos estudios, los investigadores han ido incluyendo más elementos personales en el proceso, como contratar enfermeras que pudieran hablar con los participantes. (Y probablemente no sea una coincidencia que, en una era en la que el contacto personal con el médico ha ido disminuyendo debido a la intervención de la organización para el mantenimiento de la salud y las políticas de las aseguradoras, los pacientes estén cada vez más necesitados de esa clase de atención reconfortante). Otra teoría sugiere que estos estudios son cada vez más rigurosos y que solo revelan las conclusiones que siempre han estado ahí: los analgésicos y los antidepresivos o la cirugía pueden ser menos eficaces de lo que pensamos.[239]

Aun así, otros aseguran que el efecto placebo no es psicológico y químico por naturaleza, sino más bien sociológico y energético. De hecho, Bill Bengston, a quien recordaréis de los estudios con ratones con cáncer de los que hablamos en el capítulo 4, ofrece una hipótesis radicalmente distinta. Basándose en su teoría del vínculo resonante, que sugiere que un vínculo energético creado por la conexión entre investigador y participante puede hacerse extensible a otras personas dentro de un «campo significativo» (recuerda los ratones del grupo de control que se curaron de forma inesperada en el experimento de Bengston cuando entraron en contacto con los sanadores que tomaban parte en el estudio). Él cree que los dos grupos (el de control y el otro) de los estu-

---

239. Melissa Dahl, «The Placebo Effect Is Getting Stronger–But Only in the U.S.», *The Cut*, 9 de octubre de 2015, https://www.thecut.com/2015/10/placebo-effect-is-getting-stronger.html.

dios sobre el efecto placebo se están entremezclando, de forma que el estímulo real que se le da a un grupo afecta al otro.[240] En otras palabras, los grupos de control de estos experimentos son similares a los ratones del grupo de control de sus experimentos: se están recuperando porque han empezado a formar parte del campo significativo.

* * *

He investigado muchísimo sobre los placebos y, sin embargo, persiste la misma pregunta: ¿qué parte de lo que consigo con mis pacientes puede atribuirse al efecto placebo? Al final he llegado a la conclusión de que, de la misma forma que ocurre con la medicación, la acupuntura y la energía curativa en general, es probable que contengan elementos de placebo. En su sentido más amplio, el efecto placebo es cualquier cosa inocua que consigue que nuestro cuerpo se cure solo —tanto si es una pastilla de azúcar como una conversación amigable con un médico—, una categoría en la que se puede incluir tanto la acupuntura como la curación. Al llegar a esa conclusión también me di cuenta de que los placebos no son el enemigo. En lugar de luchar, negar o aislar el efecto placebo deberíamos estar aceptándolo. Si está *funcionando* como parte del proceso curativo, y cada vez más como parece ser, ¿por qué temerlo?

Igual que la descripción que hace Kaptchuk sobre los discretos hilos que se entrelazan para crear el efecto placebo —nuestros cerebros, nuestros cuerpos, el método como se administra el placebo, el entorno físico, la actitud del médico—, yo también creo que la curación energética es un entrelazamiento de una variedad de elementos que no siempre son cuantificables. Por ejemplo, en acupuntura, el efecto placebo puede ocurrir al combinarlo con la intervención eléctrica que se extiende a través de la fascia. O quizá potencie el empuje de la curación por

---

240. W. F. Bengston y M. Moga, «Resonance, Placebo Effects, and Type II Errors: Some Implications from Healing Research for Experimental Methods», *Journal of Alternative and Complementary Medicine* 13, n.º 3 (2007): pp. 317–327.

imposición de manos, que provoca una mensurable resonancia entre el sanador y el paciente, lo que resulta en una sensación de seguridad que abre al paciente a la información que cambia el mecanismo de curación del cuerpo. Al final me he dado cuenta de que la compasión y la fe son antídotos poderosos, y deberían aprovecharse en cualquier forma en la que se presenten.

SÉ TU PROPIO SANADOR

Aprovechando la conexión entre la mente y el cuerpo

En la filosofía china existe un dicho: «Allí donde va la mente, el qi la sigue». Este ejercicio nos ayuda a utilizar el efecto placebo en el sentido de que dispara nuestros mecanismos de autocuración. Visualizando el bloqueo en tu campo, estás dirigiendo la inteligencia de tu cuerpo hacia los lugares en que se necesita. Yo lo utilizo con pacientes que sufren dolores crónicos, y suelen sorprenderse al descubrir que esta técnica los alivia. Se basa en la idea de que la energía densa o bloqueada en el campo de energía personal provoca dolor y disfunciones. Como vimos en el capítulo 3, la fuerza no mueve la energía densa del cuerpo, lo conseguimos con delicadeza y amor. En esta meditación aprenderás a identificar las zonas de tu cuerpo que almacenan dolor y a dispersar el estancamiento resultante.

Escaneo corporal

Túmbate en un sitio donde estés cómodo, como en tu cama o en un colchón para hacer yoga en el suelo.

Pasa unos cuantos minutos practicando la respiración resonante del capítulo 2 inspirando con suavidad mientras cuentas hasta seis y exhalando mientras cuentas hasta 6.

Cuando notes que tu mente se relaja, examina tu cuerpo con tranquilidad en busca de las zonas donde notes tensión o incomodidad.

Cuando identifiques esas zonas, concéntrate en ellas sin emitir juicios.

Permite que tus pensamientos, sentimientos y creencias asociados a esa zona de tu cuerpo estén presentes y que te informen de la raíz de tu incomodidad, pero no te ates a ellas.

Cuando te parezca bien, busca un recuerdo que invoque una sensación de seguridad y calidez.

Coge esa energía y dirígela a la zona de tensión.

Permite que la calidez vaya liberando la densidad y el sufrimiento.

Mientras notas cómo se te relaja la zona, vuelve a concentrarte en tu respiración.

Prosigue con el examen de tu cuerpo deteniéndote para disipar la tensión que encuentres en otras zonas de tu cuerpo.

Debería tomarte unos treinta minutos. Cuando termines, quédate tumbado durante algunos minutos más y date cuenta de cómo ha cambiado la experiencia de tu cuerpo.

9

SÉ TU PROPIO SANADOR

Madhu Anziani tenía 23 años cuando se cayó accidentalmente por la ventana de un segundo piso de su casa de San Francisco, California. Sus compañeros de piso escucharon sus gritos y encontraron a Anziani hecho un ovillo muerto de dolor en el patio de ladrillos que había abajo. Cuando Anziani llegó al centro médico de la Universidad de California en San Francisco lo sometieron a una intervención que duró trece horas para recomponerle múltiples vértebras del cuello. Sus padres, que estaban en Nueva York cuidando de su abuela, dieron el permiso para la operación: «Mi vida dependía de ello», comentó Anziani. Su padre y su hermana volaron inmediatamente a San Francisco, y cuando llegaron descubrieron que Anziani había superado la intervención pero estaba en coma. Aunque su columna vertebral no se había roto del todo, estaba tan lastimada que los médicos advirtieron a sus familiares que lo más probable era que quedara paralítico del cuello para abajo.

«Estaban preocupados por que me quedara tetrapléjico. Las probabilidades no me eran muy favorables —cuenta Anziani—. Por suerte mi lesión era incompleta, no me había fracturado la columna del todo. Si te rompes la columna tienes un 99,9 por ciento de probabilidades de que no se cure. Pero cuando la fractura es incompleta hay potencial, todavía hay alguna posibilidad.»[241]

---

241. Madhu Anziani, en conversación con la autora.

Y esa oportunidad fue la abertura —la luz que todavía se colaba por las rendijas— a la que se aferró Anziani. En cierto modo ya se había estado preparando para eso. Estudiaba en el programa del Instituto para el Estudio de la Salud Holística de la Universidad Estatal de San Francisco —y Erik Peper era uno de sus profesores—, y estudiaba las distintas modalidades de curación energética, con especial atención al reiki y a la curación por medio de sonidos. El programa enseña una concienciación holística de la enfermedad y el tratamiento, y reconoce la interdependencia de las emociones, los procesos fisiológicos y el entorno, al mismo tiempo que se alimenta de las distintas culturas de todo el mundo para integrar una gran variedad de tradiciones curativas.

El padre y la hermana de Anziani contactaron con la profesora de reiki de Anziani un día después de llegar a San Francisco y le pidieron que les enseñara reiki, que surgió en Japón en 1922 y emplea una técnica llamada «curación palmar», a la que se suele aludir más comúnmente como curación por imposición de manos, lo que significa que un sanador canaliza la energía con suavidad colocando las manos sobre la cabeza y el torso del paciente. La profesora de reiki invitó a la hermana y el padre de Anziani a trabajar con ella durante un día; les practicó tratamientos a los dos para ayudarlos a entender aquella terapia curativa. También les enseñó los rudimentos del reiki para que pudieran probarlo también con Anziani. Tanto el padre de Anziani como su hermana y su profesora practicaron con Anziani cada día mientras él estaba en coma; pidieron a sus familiares y amigos que fueran a visitarlo, que hablaran con él, que rezaran por él.

Cuando Anziani recuperó la conciencia después de 18 días, descubrió que no podía hablar. Permaneció en silencio durante mucho tiempo, observando mientras los demás se afanaban a su alrededor. Un mes después, sin embargo, cuando volvió a intentar encontrar su voz, le salió un sonido, se escuchó un débil «ah». A partir de entonces, «lo que sabía hacer era ese sonido "ah" —cuenta—. Notaba la vibración por mi cuerpo, recorriendo mi sistema nervioso, deslizándose por mis piernas. Y repetía ese sonido durante cinco minutos seguidos. No dejé de intentar aumentar la cantidad de tiempo que podía hacerlo».[242] Eso le provocó un sentimiento de «vitalidad» en el cuerpo, como dice Anziani, «y no era sutil». Aquel sonido, convertido en un extenso canto «aaaaaah», le resultaba relajante. A medida que Anziani se iba poniendo más fuerte y empezaba a ser capaz de expandir los sonidos que podía vocalizar, empezó a recitar un mantra en sánscrito, el primer mantra que le habían enseñado: *Om mani padme hum*. «*Om*» simboliza el cuerpo, el habla y la mente impura del hablante; «*mani*», que literalmente significa «joya», simboliza la compasiva intención de alcanzar la iluminación; «*padme*», que significa «loto», simboliza la sabiduría; la última sílaba, «*hum*», sugiere invisibilidad.[243] Esta frase se suele grabar en el exterior de una rueda de plegaria —o se escribe en un papel y se mete dentro de una rueda de plegaria— que se supone que se debe hacer girar mientras se canta. Anziani también tenía una rueda de plegaria y, aunque no era capaz de hacerla girar, su padre le ayudaba a alargar la mano y tocar la rueda mientras cantaba el mantra.

Cuando asistía a la clase de Erick Peper en la Universidad Estatal de San Fracisco, Anziani había estudiado, según él mismo lo describe, «el poder de nuestra mente y el poder del efecto placebo y el poder de nuestras palabras y el poder de la visualización para conseguir resultados reales».[244] También mencionó —y aquello fue una sorpresa para ambos— a un conferenciante invitado que había ido a visitarlos y había sido una de las personas que más le había influido para creer en la curación energética: Hiroyuki Abe. «Le vi practicarle una sesión de curación instantánea a una mujer —dice Anziani—. La mujer no era capaz de inclinarse hacia delante y tocarse los pies y, después de un minuto de trabajo energético [con Abe] consiguió hacerlo».[245]

242. Madhu Anziani, en conversación con la autora.

243. «On the Meaning of: OM MANI PADME HUM», Sacred Texts, consultado el 21 de enero de 2017, http://www.sacred-texts.com/bud/tib/omph.htm.

244. Madhu Anziani, en conversación con la autora.

245. *Ibidem*.

Anziani cree que sus conocimientos y la seguridad que tenía en la curación energética fueron una parte esencial de su rehabilitación. Los médicos lo apoyaron, incluso se mostraban asombrados con Anziani, pues se dieron cuenta de que estaba recuperando más movimientos en un periodo más corto de tiempo del que habían esperado. «Una de mis enfermeras me llamaba "el maestro" —dice Anziani—, porque había presenciado la curación devota que ocurría a mi alrededor y la que estaba consiguiendo por mí mismo». Pero seguían teniendo muchas dudas de que pudiera recuperarse del todo. «Hay muchas personas con fracturas incompletas de columna que se han quedado en una silla de ruedas para toda la vida —señala Anziani—, por lo que cuesta saber lo que puede ocurrir. El programa de rehabilitación se basa en intentar hacer todo lo que uno pueda y ver qué cosas puedes recuperar. Si tienes suerte, quizá consigas sentarte, o quizás incluso ponerte de pie durante cinco minutos».[246] Aun así, Anziani siempre tuvo en la mente una imagen de si mismo saliendo por su propio pie del hospital. Cuando se lo confesó a una de las enfermeras, ella le contestó con delicadeza que no debía albergar esa clase de pensamientos y le animó a concentrarse en aprender a acostumbrarse a su nueva vida como tetrapléjico.

«Siempre que me decían que tendría que vivir de cierta forma, que tendría que llevar una vida adaptada, yo no dejaba que hiciera mella en mi ánimo —relata Anziani—. No dejaba que aquello se convirtiera en mi sistema de creencias. Sencillamente, lo dejaba ahí. Por supuesto, existía la posibilidad de que fuera a convertirme en una persona discapacitada. Pero también sabía que mis pensamientos son poderosos, que los sentimientos son poderosos, que generan energía y sustancias químicas en el cuerpo. Yo sabía que visualizarme caminando era una opción mucho mejor que contarme una historia sobre una vida de discapacitado. Así que utilicé mi mente para trascender la realidad percibida y acceder al océano de amor curativo que existe en todo momento. Dejé

---

246. *Ibidem.*

que hubiera alegría en mi cuerpo, porque sé que la presencia de la alegría y la gratitud curan».[247]

Después de dos meses y medio, Anziani fue capaz, con ayuda de un caminador, de salir del hospital por su propio pie. Solo podía caminar entre cuatro y seis metros antes de volver a sentarse, pero salió caminando. Un año después ya podía moverse lo suficiente como para viajar en avión desde California hasta Nueva York para ver a su familia. «Aquello fue un gran logro para mí —dice—, salir al mundo, no era un tetrapléjico en una silla de ruedas, sino alguien capaz de ir a cualquier espacio público y mezclarse con la gente».

Aunque es una historia asombrosa, realmente la única que he escuchado de esa clase, *no* es un milagro. Lo digo porque la palabra «milagro» tiene connotaciones misteriosas y, aunque hay un elemento de la recuperación de Anziani que sigue siendo desconocido incluso para él, también hay elementos que podemos identificar y practicar, aunque de formas menos radicales, en nuestras vidas cotidianas.

* * *

Lo que me parece fascinante —e inspirador— sobre Anziani es la elegancia con la que manejó eso de ser el sanador y el paciente, cosa que requiere compromiso y entrega. Como paciente, Anziani estaba lo bastante comprometido como para seguir haciendo el esfuerzo (ejercitar su voz, los pulmones, el cuerpo) a pesar de la batalla tan compleja a la que se enfrentaba. Y sin embargo, como sanador, se desprendió de su ego y de la sensación de que era capaz de controlar lo que ocurriría. Anziani aceptó la posibilidad de que podría no volver a caminar, pero permitió que aquella opción coexistiera con la comprensión de que visualizar una posibilidad distinta le proporcionaba tanto placer como potencial.

Creo que Anziani fue capaz de aquella gesta porque comprendió que en el fondo somos seres completos y seguros, esa es la parte de nosotros

---

247. *Ibidem.*

que está conectada a la fuente. Seguros, en este sentido, no significa «protegidos de algo», como en el caso de Anziani, de la parálisis o, más ampliamente, de la enfermedad o la muerte; significa que todos estamos conectados a un campo de energía superior iluminado y altruista, y dispuestos a colaborar si conectamos con él. Es esa parte de nosotros, ese aspecto completo y seguro, a la que los buenos sanadores intentan reconectar a sus pacientes proporcionando un empujón a la inteligencia del cuerpo y a su capacidad de curarse solo. Muchas modalidades de curación tienen la habilidad de acompañar al cuerpo hacia la salud de esa forma: la acupuntura, el reiki, el chamanismo, las curaciones por imposición de manos como Bill Bengston demostró en su laboratorio, por nombrar algunas. Pero también es posible crear ese acompañamiento por uno mismo.

El primer paso es confiar es tu habilidad inherente para sanar de varias formas. Como espero que este libro haya demostrado, es posible documentar el proceso de la autocuración de una gran variedad de formas: científicas, espirituales y empíricas. Yo creo que nuestra mayor fortaleza para sanar procede de la aceptación de que nuestros cuerpos —y espíritus— tienen una capacidad innata, cosa que se contrapone a su vulnerabilidad. Cuando las personas enferman, suelen culparse a sí mismas de formas claras y sutiles, y creen que de alguna forma han diseñado su propia enfermedad. Pero la enfermedad no tiene nada que ver con la debilidad o la culpa; y lo natural es que devolvamos a nuestros cuerpos a la coherencia. A veces la medicina energética nos puede ayudar a conseguirlo y otras veces no, de la misma forma que, en general, a veces las enfermedades se curan y otras veces no. Todos enfermaremos y acabaremos muriendo; como aprendí cuando trabajaba en el hospital para enfermos terminales, morir es una transición, no un final, y, como sanadora, mi trabajo consiste en ayudar a aquellos pacientes a cruzarla con la mayor fortaleza y paz posible. «Sanar y curar no son siempre sinónimos. Para algunas personas la curación es algo que ocurre a nivel físico de forma inmediata —escribe Diane Goldner en su fantástico libro *Yes, You Can Heal: The Secret to Transforming Illness and Creating a Radiant Life*—. A veces no se transfiere del todo al plano físico, quizá se trate de ganar un poco de perspectiva en la vida. Incluso puede tener que ver con morir de una forma más libre y consciente. En cualquier caso, sanar tiene que ver con un estado excitante y expansivo».

Y todos podemos dirigirnos hacia ese espacio expansivo, primero identificando donde está el bloqueo (los pasos específicos para conseguirlo los encontrarás en el ejercicio que hay al final del capítulo 8) y alterando nuestra energía para conectar con nuestra vitalidad esencial. El campo energético es una plantilla para el cuerpo; trabajar con ella crea un cambio que después puede afectar a nuestros estados físicos.

Asombrosamente, Anziani fue capaz de desplazar su energía empleando el único método disponible para él, el sonido. El maestro Kawakami, a quien recordaréis del capítulo 7, también canta durante sus sesiones de sanación a fin de entrar en un estado más receptivo además de permitir a sus pacientes abrirse. Él y Anziani se nutren de una idea que ha estado presente en muchas culturas de la historia, los antiguos egipcios, los monjes tibetanos, los aborígenes australianos, los chamanes nativos americanos y los sanadores hindúes entre otros, que han empleado cánticos y mantras e instrumentos como los cuencos tibetanos para restaurar las frecuencias vibradoras del cuerpo y la mente.

El sonido se produce solo cuando su vibración se convierte en una onda que alcanza el tímpano y es reconocida por nuestros centros nerviosos. Mientras que es patente que el sonido —cánticos, campanadas, los sonoros «ommmmm» que se entonan al final de las clases de yoga— puede ayudarnos a sentirnos más relajados, los efectos del sonido son más que psicológicos, son fisiológicos: la energía vibratoria del sonido impacta en nuestro cuerpo a nivel celular y tiene la habilidad de disminuir la variabilidad de la frecuencia cardíaca y relajar las ondas cerebrales. Los estudios también han demostrado que entonar ciertos mantras puede estimular el nervio vago,[248] el nervio craneal más largo del cuer-

---

248. B. G. Kalyani y otros, «Neurohemodynamic Correlates of "OM" Chanting: A Pilot Functional Magnetic Resonance Imaging Study», *International Journal of Yoga* 4, n.º 1 (2011): pp. 3–6.

po, que interactúa con el control parasimpático del corazón, los pulmones y el tracto digestivo; es muy apropiado que en latín la palabra *vagus* signifique «viajero», pues ese nervio hace precisamente eso: desplazarse por todo el cuerpo para conectar con varios de los órganos más importantes. Quizá también recuerdes que ése es el nervio que Leah Lagos me sugirió que podría resultar afectado cuando yo trataba a mis pacientes, provocando un aumento de mi ritmo cardíaco que desembocaba en episodios de taquicardia. Sin embargo, cantar y entonar estimula positivamente la actividad del nervio vago provocando ondas relajantes por todo el cuerpo y, como han demostrado los estudios, aumentando la producción de oxitocina, a la que a veces llaman «la hormona del amor», que evoca una sensación de bienestar.[249]

Sin embargo, las vibraciones no se generan únicamente con el sonido, también se pueden conseguir con luz e incluso mediante el contacto humano. Las puedes producir dentro de ti mismo practicando la respiración resonante (que expliqué en el ejercicio que encontrarás al final del capítulo 2), entonando o cantando. Esto sirve para mover la energía que llevamos dentro, porque las vibraciones permiten que la energía viaje en ondas.

Aunque Anziani no solo se cantaba buscando bienestar. El proceso de sanación también pasa por influir en nuestra energía y en nuestros campos energéticos, además de conseguir hacer un cambio en nuestros sistemas de creencias. Anziani estaba completamente abierto a la posibilidad; no albergaba ningún pensamiento limitador, ni lo que Neale Donald Walsch llamaría Pensamiento Patrocinado. Un Pensamiento Patrocinado es, como recordarás, un deseo oculto o una emoción oculta —tengo tanto miedo de no ponerme mejor— que está dirigiendo tu comportamiento. (También he visto pacientes cuyo deseo estaba conectado a la atención que su enfermedad les había proporcionado; no

---

249. C. Grape y otros, «Does Singing Promote Well-Being?: An Empirical Study of Professional and Amateur Singers During a Singing Lesson», *Integrative Physiological and Behavioral Science* 38, n.º 1 (2003): pp. 65–74.

es raro encontrar una especie de consuelo en el hecho de que los demás tengan que cuidar de ti, por no mencionar que eso ayuda a que el mundo vaya un poco más despacio.) Eso puede ser difícil de gestionar, y puede ser más difícil todavía desprenderse de ello —pocas personas, yo incluida, son capaces de alcanzar esa apertura absoluta de Abe, Kawakami o Anziani—, pero es posible reconocer cuándo el miedo, la rabia o la vergüenza son los factores principales que estimulan tus acciones. Estas emociones crean obstáculos que se alinean con la versión general de ti mismo con el objetivo de habitarla más plenamente. Y he descubierto que los cambios ocurren cuando un paciente permite que se dé una alteración liberadora en su forma de pensar, que a menudo suele tener que ver con afrontar directamente emociones incómodas y formas de pensar.

Las emociones, tal como han demostrado los estudios neurocientíficos,[250] operan a una velocidad muy superior a la de los pensamientos porque a menudo evitan el proceso resonante lineal de la mente. Como tal, las emociones negativas —como el miedo y la ansiedad— pueden descompensar los latidos de nuestro corazón, dando a entender al cuerpo que el sistema nervioso no está en sintonía e iniciando una cascada de hasta 1.400 cambios bioquímicos que tiene una gran variedad de efectos en el cuerpo.[251]

La fallecida doctora Candance Pert, neurocientífica, farmacóloga y la primera mujer que dirigió el Instituto Nacional de Salud Mental, como directora de bioquímica cerebral, fue reconocida internacionalmente cuando solo era una estudiante en la Universidad Johns Hopkins por tener un papel clave en el descubrimiento del receptor opioide, el sitio de unión celular de las endorfinas, los analgésicos naturales del cuerpo, en el cerebro. Sin embargo, Pert también es conocida por con-

---

250. «Inside Stressing Out: What Works and What Doesn't in the Face of Stress», The Institute of HeartMath, https://www.heartmath.com/articles/inside-stressing-out-what-works-and-what-doesnt-in-the-face-of-stress/.

251. *Ibidem.*

vertirse en la principal defensora de la medicina Mente Cuerpo —prefirió no unirlas con un guión para enfatizar lo conectadas que están—, y una gran partidaria de un enfoque más holístico de comprender la salud.

«He acabado creyendo que casi todas las enfermedades, aunque no tienen una base psicosomática, tienen sin duda un componente psicosomático», escribió en su libro *Molecules of Emotion: The Science Behind Mind-Body Medicine.*[252] Basándose en sus investigaciones, Pert afirmaba que las emociones tenían un papel esencial en las enfermedades. Hay receptores en todas las células del cuerpo, explicó, y cuando nuestras «moléculas de las emociones» los activan —los neuropéptidos (sustancias químicas utilizadas por el cerebro para comunicarse con el cuerpo) que inundan nuestros sistemas—, el receptor envía una carga a la célula cambiando su frecuencia eléctrica además de su composición química. «La mente no domina el cuerpo —concluyó Pert—, se convierte en el cuerpo».

También tuvo la sensación de que, mientras nuestras células individuales tienen una carga eléctrica, también lo hacen nuestros cuerpos. «Estamos vibrando como un afinador, mandamos vibraciones a otras personas. Emitimos y recibimos —declaró Pert en una entrevista—. Los sentimientos alteran, literalmente, las frecuencias eléctricas generadas por nuestros cuerpos produciendo comunicación no verbal».

Que no es lo mismo que decir que nunca deberías experimentar una emoción negativa o tener alguna contradicción; evidentemente, es imposible alcanzar el camino perfecto hacia el equilibrio emocional. De hecho, en algún punto del proceso curativo te encontrarás con alguna resistencia. Eso puede hacerte sentir como una pérdida de fe o una depresión general o frustración profunda. Pero no te rindas: suele tratarse de una resistencia al cambio que es totalmente necesaria para lograr la sanación. A menudo los pacientes que pasan por esta fase pro-

---

252. C. B. Pert, *Molecules of Emotion: The Science Behind Mind-Body Medicine* (Simon & Schuster, Nueva York, 2010), *e-book.*

yectan sus emociones hacia fuera, algo que no es muy distinto de la transferencia que perciben con sus terapeutas. Yo he visto cómo algunos de mis pacientes echaba a llorar en la consulta, mientras que otros salían cargados de energía. Una vez le hice un tratamiento de acupuntura a una mujer y cuando volví a la consulta para ver cómo se encontraba me encontré un montón de agujas encima de la camilla. Se había enfadado tanto debido a las emociones que le habían provocado los movimientos de energía estimulados por la acupuntura que se había arrancado las agujas y se había marchado de la consulta mientras yo estaba con otro paciente. Cuando la llamé para preguntarle qué había pasado, por suerte ya se había calmado y estaba de buenas, pero cuando le pregunté por qué no me había llamado mientras todavía estaba en la consulta (todos mis pacientes tienen un botón que pueden apretar para llamarme cuando tienen las agujas clavadas), me dijo: «No quería verte». Lo que había querido era escapar a escondidas de la confusión que le estaba provocando el proceso curativo.

Pero la agitación y la resistencia es el movimiento dinámico de energía necesario para lograr los cambios. Por eso vale la pena pasar por ello. Y para atravesar una fase turbulenta es importante recordar que, como me enseñó Kiran Trace, no se puede mover la energía o quebrantar el estancamiento mediante la fuerza o la coacción. Debes intentar emplear la misma delicadeza y apoyarte de la misma forma en que esperarías que lo hicieran tus familiares o médicos. De la misma forma, la gratitud, como dice Neale Donald Walsch, crea movimiento en el campo energético. «Aquello a lo que te resistes, persiste —según Walsch—. Pero aquellas cosas que ves con gratitud dejan de ser ilusorias». Ambos están diciendo lo mismo: alinearse con la versión energética de uno mismo, con tu cianotipo, que es completo y está exento de todo sufrimiento, debes resonar con ella. Y para conseguirlo tienes que aceptar y confiar en tu ingenuidad además de la de la fuente. Anziani hizo precisamente eso cuando «dejó que hubiera felicidad en su cuerpo», como él mismo explica, incluso cuando era incapaz de moverse. También lo facilitó empleando la visualización, que es una herramienta increíblemente útil para acceder a un sentimiento más positivo. Es importante recordar también que nunca estás solo. El campo superior está ahí para que puedas recurrir a él y, una vez hayas traspasado la resistencia y seas capaz de convencerte, accederás a un intercambio más productivo con el campo de energía o fuente superior.

Aunque yo creo que todos poseemos el poder de curarnos a nosotros mismos, también es crucial comprender que, especialmente en un caso extremo como es el de la recuperación de Anziani, la recuperación es el resultado de una combinación de intervenciones. La medicina occidental es rigurosa y profunda, y ofrece un poderoso modo de curación que es completamente diferente a la curación energética, motivo por el que soy una firme creyente en las asociaciones integradas entre los médicos convencionales y los practicantes de medicina energética. (Esta clase de alianza se ha institucionalizado en lugares tan respetados como el Memorial Sloan Kettering Cancer Center, la Clínica Mayo, el Centro Médico de la Universidad Estatal de California en San Francisco y la Duke University School of Medicine, que han integrado a un grupo de acupunturistas en su equipo para poder ofrecer un enfoque integral a sus pacientes.)

Busca consejo, encuentra ayuda y reúne al mejor equipo de profesionales que puedas, pero también debes recordar que *tú* eres tu mejor sanador. Lo que más me sorprendió sobre el caso de Anziani —que fue capaz de destacar incluso entre su maravillosa recuperación— fue el hecho de que él, a la edad de 23 años, nunca dejó ver el poder que tenía. Él comprendió los recursos de los que disponía y utilizó apropiadamente las habilidades de todos cuantos le rodeaban mientras se aferraba a sus propias creencias, incluso a pesar de que otros, incluyendo a profesionales médicos con mucha autoridad, intentaban disuadirlo. Y demostró que ejercitando la fe es posible descubrir la increíble capacidad para sanar que se esconde en nuestro interior.

Hay algo excelentemente democrático sobre esto, algo que lleva consigo un intrínseco y crucial matiz de ego. Como los sanadores son personas corrientes, cada uno aporta su carácter individual a su trabajo. Algunos expresan su talento con un enfoque dramático —recuerda a

Kawakami con ese pincho clavado en la lengua—, mientras que otros tienen un enfoque más científico, como Bengston con sus ratones de laboratorio. Pero, al comprender que la profesión de sanador es tan variada como cualquier otra, también resulta cierto que no todos los sanadores poseen las mismas intenciones e integridad. A lo largo de mi carrera he conocido docenas de sanadores muy capacitados que realizan un trabajo comprometido y compasivo. Pero también he conocido otros, aunque son una minoría, que utilizan su posición para manipular y engañar. Siempre es sorprendente conocer a una persona a la que ya no le es posible diferenciar sus necesidades compulsivas de sus acciones. Ni que decir tiene que las relaciones terapéuticas dañinas ocurren en cualquier campo de la medicina, pero puede resultar particularmente horrible en los reinos de los profesionales sin licencia para ejercer, cuando es más probable que los sanadores hayan tenido formaciones no ortodoxas y sea menos probable confiar en ellos. (Un profesional con licencia se enfrenta a la posibilidad de perder la licencia y su medio de vida si cruza la línea que lo separa del comportamiento no profesional.)

Y aunque he presenciado pocas infracciones entre otros sanadores, he visto las suficientes banderas rojas como para consultar a un psiquiatra forense especializado en las formas de mantener los límites dentro de las prácticas clínicas. El doctor Thomas Gutheil, profesor de psiquiatría, cofundador del programa de psiquiatría y ley en el Beth Israel Deaconess Medical Center de la Harvard Medical School y autor del libro *Preventing Boundary Violations in Clinical Practice*,[253] ha visto abusos profesionales de toda clase, desde un sanador convenciendo a un paciente para que no fuera a pedir una segunda opinión hasta otros que se aprovechaban de su propia posición de poder para acostarse con pacientes vulnerables, y otro que obligaba a sus pacientes a que les hicieran recados personales.[254]

---

253. T. G. Gutheil and y A. Brodsky, *Preventing Boundary Violations in Clinical Practice* (Guilford Press, Nueva York, 2008).

254. Dr. Thomas Gutheil, en conversación con la autora.

«A esas personas hay que verlas como a una secta», dice Gutheil.

Muchas de estas relaciones tóxicas comienzan cuando el sanador despliega una ofensiva encantadora creando una sensación de credibilidad y fiabilidad, seguida por una sensación de intimidad emocional y, para terminar, dependencia. Dada la naturaleza de la relación —a menudo una en la que el paciente tiene la sensación de que el practicante tiene cierto grado de autoridad sobre su bienestar—, los pacientes suelen sentirse vulnerables y bajan la guardia con más rapidez de lo habitual. La confirmación o la tendencia a interpretar las pruebas nuevas como afirmaciones de creencias o teorías existentes también juegan un papel importante. Dada la inusual relación entre creencias médicas y espirituales de la mayoría de las prácticas médicas, los pacientes tienen tendencia a creer que el sanador goza de una posición única para ayudarlos, cosa que los lleva a ignorar pistas que podrían demostrar falibilidad o limitaciones en sus habilidades.

También he visto cómo algunos practicantes utilizan el precio de sus servicios como una forma de ejercer una especie de dominación sobre el paciente. Cuando un sanador cobra facturas desorbitadas, los pacientes tienen tendencia a sobrevalorar sus servicios para conseguir que la inversión les parezca útil. Paradójicamente, también he conocido sanadores tipo Svengali que no cobraban por sus servicios. Eso genera en los pacientes una falsa sensación de seguridad, mientras que el sanador tiene la posibilidad de solidificar su «marca» para terminar monetizando su seguimiento.

La mayor señal de alarma para Gutheil es cuando un practicante declara que es la única persona que puede ayudar al paciente. Y a mí —como le ocurría a Gutheil— me cuesta mucho imaginar una situación en la que esto pueda ser cierto. En algunos de los casos que investigó Gutheil, el sanador prometió que le proporcionaría al paciente todos los cuidados que necesitara, y el paciente estaba encantado de haber encontrado a alguien que pudiera —y quisiera— cuidar de él de aquella forma. Para Gutheil, el supuesto es que la terapia no solo le ayudaría a resolver los problemas de salud por los que había buscado ayuda, sino también todas las dificultades de su vida.

«En teoría, cualquier médico (y practicante) solo debería preocuparse por dos cosas en la relación con su paciente —explica sucintamente Gutheil—. Una es el cobro de sus servicios, y la otra es la satisfacción de hacer bien su trabajo.»[255] Si el practicante está utilizando la relación terapéutica para conseguir más cosas, existe el riesgo de que esté explotando a su paciente. Por suerte, los sanadores sin escrúpulos no abundan, y tenemos una forma muy sencilla de protegernos. Cuando estaba postrado en la camilla de aquel hospital, Anziani empleó todas las herramientas a su alcance para conseguir que la inteligencia de su cuerpo recuperara el orden, y nunca se desprendió de ese poder. Yo creo que esa fue la clave de su recuperación, porque él comprendió que, en el nivel más fundamental, todos somos sanadores.

SÉ TU PROPIO SANADOR

Autocuración

Todos los días nos curamos de formas que pasan desapercibidas. Eso es porque nuestros cuerpos están diseñados para recuperar relajadamente la homeostasis y volver a un estado de equilibrio. Cuando nos excedemos, nuestro sistema digestivo y los órganos de desintoxicación trabajan a destajo para reparar los daños. Cuando cogemos algún virus, nuestro sistema inmunitario se pone en marcha para luchar. Si nos cortamos, nuestra sangre reúne células para formar un tapón y frenar el sangrado. Es fácil dar por supuestos esos milagros cotidianos, pero son el resultado de la inteligencia y la coherencia innatas del cuerpo. La

---

255. T. G. Gutheil y A. Brodsky, *Preventing Boundary Violations in Clinical Practice* (Guilford Press, Nueva York, 2008), p. 30.

medicina energética puede darle a tu cuerpo la información o el empujón que necesita para reorganizarse. Esta idea sirve para reunir los ejercicios que he explicado en los capítulos anteriores del libro para potenciar la capacidad de autocuración de tu cuerpo.

- Puedes practicar este ejercicio tumbado o sentado cómodamente con la columna recta.

- Empieza a meditar abriendo el campo energético universal utilizando el ejercicio de apertura del capítulo 3. Visualiza un láser que sale del final de tu columna y se clava en la tierra. Siéntete más pesado. Después, imagina una bola de luz, tu luz espiritual, entrando en tu cuerpo por lo alto de tu cabeza y fluyendo a través de tu cuerpo.

- Para poner a tu cuerpo en un estado receptivo, pasa unos cuantos minutos practicando la respiración resonante del capítulo 2 inspirando con suavidad mientras cuentas hasta seis, y después exhalando mientras cuentas hasta seis.

- A medida que tu mente se vaya relajando, siente la vitalidad de tu cuerpo utilizando el ejercicio para experimentar la energía del capítulo 1.

- Una vez llegados a este punto, voy a proponerte una elección: a lo largo de este libro hemos aprendido varias técnicas distintas para ayudar al cuerpo a reorganizarse. Elige la que más te convenza y pasa diez minutos poniéndola en práctica.

    ¤ Para aislarte a tu manera y dejar que tu cuerpo acceda a la información que necesita, utiliza el ejercicio del bucle de imágenes del capítulo 4.

    ¤ Para síntomas específicos y para afectar los canales de energía, utiliza el ejercicio de acupresión del capítulo 5.

    ¤ Para una sintonización general, utiliza la meditación de chacras propuesta en el capítulo 6.

    ¤ Para profundizar en tu intuición expandiendo tu conciencia, utiliza el ejercicio de respiración circular del capítulo 7.

¤ Para encontrar zonas con energía densa y disiparlas, utiliza el ejercicio del examen corporal propuesto en el capítulo 8.

• Es posible que en algún momento, durante este ejercicio, puedas notar algo de resistencia. Puede tomar la forma de pensamiento invasivo de incomodidad física. No tienes por qué pelear contra esa resistencia. Limítate a reconocerla por lo que es y siente la misma compasión por ti mismo que sentirías por otra persona. Leah Lagos, la psicóloga del capítulo 2, me facilitó este ejercicio de respiración para ayudar a alterar el ritmo cardíaco con el objetivo de generar cambios en la energía del cuerpo. Y dice que los atletas a los que ella trata lo utilizan para descargarse después de una mala actuación.

¤ Cinco respiraciones (concentrándote en una emoción negativa como el estrés, la rabia o la decepción al inhalar, y sacándolas del cuerpo al exhalar)

¤ Cinco respiraciones para despejar la mente (concentrándote en la sensación de la inhalación y la exhalación)

¤ Cinco respiraciones para estimular el corazón (concentrándote en una emoción positiva como el amor, la gratitud o la serenidad al inhalar y soltando las negativas al exhalar)

• A medida que vayas percibiendo la energía de tu cuerpo, deja que esa sensación de alegría te proporcione alegría y da las gracias. Expresar gratitud es una forma de alinearte con la futura versión de tu mismo que estás visualizando.

• Cuando creas que has terminado, levántate y presta atención a cualquier cambio que notes en tu cuerpo.

10

Y SE HIZO LA LUZ

El último día que pasé con Hiroyuki Abe en Japón le acompañé a la clínica de su aprendiz en Kobe, donde de vez en cuando participa en alguna sesión curativa. Después de pasar varias horas en una pequeña aula observando cómo Abe y algunos de sus aprendices trataban a sus pacientes, empezamos a preparar nuestras cosas para marcharnos. Estábamos a punto de salir por la puerta para ir al restaurante shabushabu donde cenaríamos (precisamente aquel restaurante donde Abu conseguiría —con solo sacudir dos dedos en dirección a mi pecho— que mi corazón recuperase su ritmo durante un ataque de taquicardia). Sin embargo, justo en ese momento, Abe nos impidió salir del aula y se volvió hacia mí para preguntarme a través de su traductor si quería que me sintonizara con su energía y me abriera los chacras, la misma ceremonia que hace para sus aprendices cuando empiezan a trabajar para él. Por la reacción que vi en sus estudiantes, me di cuenta de que se trataba de una oferta poco habitual. Sentí que era un gran honor y acepté.

Abe me hizo señas para que me sentara delante de él. Yo lo hice y cerré los ojos. Escuché cómo Abe chasqueaba los dedos a mis espaldas y noté cómo movía las manos por detrás de mi cabeza y mi espalda, aunque no me estaba tocando. Casi de forma inmediata, vi una luz blanca y después aparecieron unos colores brillantes que giraban dentro de la luz. Mi cuerpo empezó a zumbar con una energía eléctrica. Noté una extraña sensación de expectativa, una versión exagerada de lo que siento cuando estoy en un avión a punto de despegar. Los colores seguían moviéndose en espiral, como un caleidoscopio, y yo respiré hondo tres veces tratando de relajarme. (Más tarde, cuando vi el vídeo que mi marido grabó mientras estaba ocurriendo todo aquello, vería que Abe estaba presionando hacia abajo con las manos, como si estuviera intentando contener la energía que se estaba generando y situándola en un nivel más cómodo, al mismo tiempo que hacía una mueca de esfuerzo.) Yo estaba mareada, eufórica y un poco abrumada. Sentí que necesitaba volver a la realidad y abrí los ojos.

Algo había cambiado. De pronto en la habitación flotaba una luz más cálida y envolvente. No pude evitar pensar en la luz que mi madre dijo haber visto el día que la resucitaron en una camilla del hospital cuando estaba a punto de morir. Aquella luz también me pareció acogedora. Mi madre había descrito aquel momento como el instante en el que se había sentido más segura de toda su vida. Yo tenía la sensación de que de pronto los aprendices de Abe brillaban, bañados por aquella luz tan radiante. Tenía la sensación de estar viendo a todas las personas que me rodeaban como si fueran pura energía. Comprendí, de la forma más visceral y completa de mi vida, que nuestra vitalidad, nuestra fuerza animada, aquello que nos convierte en individuos, también es, paradójicamente, lo que nos conecta los unos a los otros. Todos compartimos esa luz, esa energía. Es expansiva; se comunica con nosotros, *es* esencialmente lo que somos. Y yo estaba viendo y sintiendo nuestra verdadera naturaleza.

Según la filosofía china, todas las cosas del mundo tienen un opuesto, y es de ese modo por un motivo. El yin-yang se traduce literalmente como «oscuro-luminoso»; se utiliza para explicar que las fuerzas contrarias pueden ser complementarias y estar interconectadas al mismo tiempo. Contrarios como la oscuridad y la luz, o la energía y la materia, como afirma la filosofía china, son representaciones físicas de la dualidad en la naturaleza y se consideran una manifestación de nuestra unidad, y del tao. Tal como lo entiende Neale Donald Walsch: todo ser vivo es, en esencia, una fuente pasando por una experiencia física, y por eso la fuente es capaz de experimentar la dualidad: la luz y la oscuridad.

Y yo he entendido que la luz —así como la dualidad que describen esas creencias filosóficas y espirituales— puede jugar un papel muy importante en el proceso curativo. Lo cierto es que el cuerpo humano puede, y esto es casi literal, emitir luz en pequeñas cantidades. En realidad, todas las criaturas vivientes emiten una luz muy débil. Es visible, aunque no a través del ojo humano. En el año 2009, un grupo de investigadores de Japón, empleando un sistema de imagen muy sensible equipado con un «dispositivo de carga acoplada criogénico», capturó imágenes de la emisión de biofotones —partículas de luz producidas por un sistema biológico— del cuerpo humano.[256] Estudiaron a cinco varones sanos veinteañeros y que se colocaron con el pecho descubierto delante de los dispositivos en absoluta oscuridad durante veinte minutos cada tres horas, desde las diez de la mañana hasta las diez de la noche, tres días seguidos. Las imágenes demostraron que, como los investigadores escribieron en sus conclusiones, «el cuerpo humano emite vida de forma directa y rítmica». El brillo del cuerpo de aquellos hombres estaba en su nivel más bajo a las diez de la mañana y alcanzaba su punto más álgido a las cuatro de la tarde, cosa que sugería que las emisiones estaban conectadas al reloj natural del cuerpo. Los investigadores concluyeron que estos cambios diurnos podían estar conectados a las fluctuaciones de energía del metabolismo.

No estoy sugiriendo que Abe despertara en mí la capacidad de ver las emisiones biofotónicas ultraleves de los demás —me parece que la ciencia no puede explicar lo que yo experimenté—, pero sí que creo que esta investigación es importante cuando nos planteamos cómo podemos canalizar la energía para curarnos los unos a los otros.

Existe un interesante precedente de los descubrimientos de ese grupo de investigadores japoneses. Estaban basados en el trabajo de Fritz-Albert Popp, un biofísico alemán que, en la década de 1970, pre-

---

256. M. Kobayashi, D. Kikuchi y H. Okamura, «Imaging of Ultraweak Spontaneous Photon Emission from Human Body Displaying Diurnal Rhythm», *PLOS ONE* 4, n.º 7 (2009): e6256, https://doi.org/10.1371/journal.pone.0006256.

sentó el primer análisis completo sobre los biofotones. Popp también fue la primera persona en especular que el cuerpo humano produce emisiones de biofotones muy débiles y que conforman los biorritmos particulares del cuerpo y del mundo, teorías que, ahora lo sabemos, fueron corroboradas más adelante.

Aunque lo que tal vez resultara más crucial fue que Popp dedujo que nuestras emisiones de biofotones podrían proporcionar información sobre nuestra salud. Al principio, Popp descubrió que la molécula del benzo(a)pireno, una molécula cancerígena, absorbe la luz ultravioleta pero después la volvía a emitir a una frecuencia completamente diferente, lo que Popp denominó «codificador de luz». Sin embargo, la molécula de benzo(e)pireno, que es inofensiva para los humanos, deja pasar la luz ultravioleta sin cambios.[257] Fascinado por esta diferencia, siguió investigando los efectos de la luz ultravioleta en otros compuestos, algunos de ellos cancerígenos y otros no. En todos los casos, las sustancias cancerígenas absorbían la luz ultravioleta a una frecuencia específica: 380 nanómetros (nm). Independientemente, en un proceso llamado fotorreparación, si se dirige un haz de luz ultravioleta a una célula de forma que el 99 por ciento de esta quede destruido, incluyendo el ADN, los daños se pueden reparar en un solo día iluminando la célula con luz a una frecuencia en particular, y Popp descubrió que esa frecuencia es también 380 nm.[258] Esta asombrosa coincidencia llevó a Popp a concluir que el cáncer aparecía en los seres humanos cuando los agentes cancerígenos hacían que la fotorreparación fuera imposible. Sugirió que la emisión de fotones de un ser humano sano es coherente, según los biorritmos que él observó, mientras que la emisión de fotones de las personas que están gravemente enfermas, como las que padecen cáncer, pierde su ritmo diurno.

---

257. F. A. Popp, «MO-Rechnungen an 3,4-Benzpyren und 1,2-Benzpyren legen ein Mod-ell zur Deutung der chemischen Karzinogenese nahe», *Zeitschrift für Natur-forschung* 27b (1972): 731; F. A. Popp, «Einige Möglichkeiten für Biosignale zur Steuerung des Zellwachstums», *Archiv für Geschwulstforschung* 44 (1974): 295-306.

258. *Ibidem.*

Posteriormente, Popp estudió la luz de unas muestras de ADN —empleando bromuro de etidio, que se inserta en los espacios que hay entre los pares de bases de la doble hélice provocando que se desenrosque el ADN— y descubrió que cuanto más se desenrosca el ADN, mayor es la intensidad de la luz. Terminó creyendo que el ADN era la fuente original de los biofotones y que actuaba como un diapasón en el cuerpo, provocando una frecuencia particular que, a su vez, provocaba que ciertas moléculas lo siguieran.[259]

Más adelante, Popp y sus colegas realizaron una serie de experimentos en los que observaron las emisiones de luz de pulgas y pescados, y descubrieron que absorbían la luz que emanaban los unos de los otros, una acción que Popp denominó «absorción de fotones».[260] Especuló que podía ser una forma de intercambiar información, y que podría proporcionar una explicación para algunos de los misterios del reino animal, como por ejemplo por qué los bancos de peces o las bandadas de pájaros se fusionan en una coordinación perfecta e instantánea. Él creía que en el caso de los humanos existía esa posibilidad: si pudiéramos absorber los fotones de otras personas, podríamos ser capaces de utilizar esa información para corregir nuestra propia luz en caso de que algo anduviera mal.

Como ocurre con el sonido, la luz es una vibración del espectro electromagnético; la única diferencia entre ellos es la frecuencia. Nuestros cuerpos suelen interpretar las frecuencias de forma inconsciente, y lo hacemos mucho más a menudo de lo que nos damos cuenta. Los diferentes colores, por ejemplo, no son más que distintas frecuencias de luz que nuestro cerebro interpreta como un espectro de colores. Lo mismo ocurre para explicar cómo desciframos las sensaciones de calor o frío o el dolor y el placer: todo son frecuencias que

---

259. «Dr. Fritz-Albert Popp Thought He Had Discovered a Cure for Cancer», Biontology Arizona, https://www.biontologyarizona.com/fritz-albert-popp-cure-for-cancer/.

260. L. McTaggart, *The Field-The Quest for the Secret Force of the Universe,* (HarperCollins Publishers, Nueva York, 2008), 53.

filtramos e interpretamos. Yo he acabado llegando a la conclusión de que las diferentes vibraciones —ya procedan de la luz o del sonido— constituyen la información que se transfiere de una persona a otra en la curación energética.

La clave para intercambiar esa información de forma efectiva —según la cual una persona es capaz de cambiar con sutileza la frecuencia o la vibración de otra— es la resonancia. Y eso ocurre, hablando en términos generales, cuando se da un intercambio de energía entre dos sistemas. Como descubrí cuando trabajé con la psicóloga Leah Lagos, cuando estoy sanando alcanzo una resonancia interna en la que las ondas de mi corazón y mi cerebro se sincronizan, creando una serie de señales relajantes que reverberan a través de mi sistema nervioso autónomo. Y eso, a su vez, me permite tanto abrirme a la energía sanadora como a la posibilidad de ofrecérsela más libremente a mis pacientes. Como explicó Erik Peper, el fenómeno de las neuronas espejo —que se ha descubierto que se activa cuando una persona percibe las acciones de otra como si de verdad estuvieran haciendo esa acción— es lo que hace que mis pacientes sigan mi ejemplo. En ese sentido, cuando soy capaz de sincronizar mi respiración y las ondas de mi corazón creando una sensación de calma, el paciente también es capaz de hacerlo; y es a través de ese proceso cuando somos capaces de resonar el uno con el otro. Como expliqué en el capítulo 2, Bill Bengston y sus colegas diseñaron un experimento para dejar constancia de los efectos físicos que ocurren cuando un sanador y un paciente entran en resonancia. Descubrieron que incluso cuando el sanador y el paciente están separados, en estancias separadas por 10 metros de distancia, las ondas del cerebro del sanador, inicialmente más fuertes y más frecuentes, acababan sincronizándose con el paciente. En otras palabras, alcanzaban la resonancia.

La sensación que experimento cuando consigo alcanzar esta conexión durante una sesión de curación es apacible; es una sensación de no tener ningún límite que no experimento en ningún otro aspecto de mi vida. Una vez le pedí a Bill Bengston que me describiera la energía curativa. Tenía curiosidad por escuchar su explicación porque, básicamente, es una reacción emocional, y él es una persona técnica y orientada al detalle. Bill llevó a cabo una de las investigaciones más detalladas sobre la curación que he visto en mi vida. A fin de cuentas, es el hombre que ha llevado al laboratorio todos los fenómenos que ha experimentado con la curación, desde la curación mediante la imposición de manos con ratones hasta el acto de «cargar» algodón con energía para estudiar sus efectos genómicos sobre el cáncer. Sus estudiantes son rigurosos, y su trabajo en el laboratorio es meticuloso. Es posible que Bengston sea el sanador más escéptico que he conocido.

Y, sin embargo, Bill contestó a mi pregunta diciendo: «Sanar es un acto de amor».

Ese amor procede de la fuente de energía. Tiene inteligencia. Brota del campo universal como un movimiento que fluye a través de nosotros y emana de nosotros. Es compasión y el reconocimiento de nuestra unidad. Permite toda clase de posibilidades. Y como sanadores absorbemos de ese lugar incondicional —del tao— para ayudar a que nuestro paciente libere una interferencia o un bloqueo que ha interrumpido el flujo energético del cuerpo.

Todos somos capaces de crear esa conexión. Los sanadores no son más que conductores. Yo he aprendido a abrir mi cuerpo y mi mente para permitir que esto pueda suceder. Todos los sanadores mencionados en este libro han aprendido a hacerlo, aunque todos han creado su propio método de abrirse a la energía. Bill Bengston se distrae con el bucle para distraer a su ego; la naturópata Carla Kreft, que trabajó conmigo en Yinova, visualiza un haz de luz que atraviesa a sus pacientes; Hiroyuki Abe se comunica con Shinto, la diosa de la compasión, chasqueando los dedos y dando unos golpecitos en ciertas partes del cuerpo. El maestro Mitsumasa Kawakami medita sobre vidas pasadas y canta en tonos muy penetrantes; Madhu Anziani utilizó el único sonido que era capaz de emitir para cantar mientras estaba paralizado en la cama de un hospital. Cuando Bill Bengston imparte su curso de sanación, lo primero que hace es entregar una tarjeta a todos sus alumnos. En ella hay dos instrucciones: nada de rituales y pásatelo bien. El objetivo es que cada cual se sienta libre de enfocar la sanación a su manera. Los rituales terminarán por llevarte por el mal camino; la curación es un proceso dinámico y, por tanto, está en cambio permanente.

«La luz sin bloqueos es puro flujo —dijo Kiran Trace cuando le expliqué la experiencia que había vivido con Abe en su consulta—. Así de natural es la conciencia. Siempre estamos absorbiendo energía de ese espacio. Si sigues ese flujo a lugares más y más profundos, te proporciona claridad e información y, al final, alcanzarás un espacio vasto, puro y vacío. [En uno de los extremos de esto], la energía se mueve para adoptar formas, pero en el otro no solo hay silencio, hay amor, y después hay una luz pura y radiante.»[261]

Cuando empecé a escribir este libro, lo que estaba buscando era una prueba tangible de existencia de la curación energética. Quería proporcionar una explicación sistemática —tanto a mí misma como a mis pacientes— de lo que sentía en las manos y hormigueando por mi columna. Quería saber qué era lo que estaba ofreciendo. A lo largo de mi investigación me crucé con un sinfín de personas fascinantes y explicaciones plausibles procedentes de una gran variedad de disciplinas: filosóficas, científicas y espirituales. Y al final he aprendido que, a pesar de que todos podemos experimentar este fenómeno, jamás seremos capaces de explicarlo del todo.

El tao que se puede nombrar no es el tao eterno.

SÉ TU PROPIO SANADOR

Como espero haber dejado claro a estas alturas, un sanador energético es, básicamente, un conducto de energía —que recorre el cuerpo en forma de vibración u onda— y no alguien que ha sido bendecido con un don especial. Aunque hay personas que están más sintonizadas con su capacidad que otras, todo el mundo tiene esta habilidad en su interior.

---

261. Kiran Trace, en conversación con la autora en febrero de 2018 en Nueva York.

Este ejercicio te ayudará a utilizar la información de este libro, además de a incorporar los ejercicios que has estado practicando hasta ahora, a descubrir tu potencial como sanador. Está basado en mi propia experiencia combinada con lo que aprendí de los sanadores energéticos y científicos que conocí mientras escribía este libro. Es una forma segura de proporcionar información curativa a otras personas, y puedes utilizarla para ayudar a tus familiares y amigos. No te convertirá en un sanador energético de un día para otro, pero si practicas irás mejorando y empezarás a crear tu propio proceso. Lo que te ofrezco a continuación es una corta rutina que conducirá tu cuerpo hacia la resonancia necesaria que te permitirá transmitir la información de tu campo energético al campo de otra persona. El objetivo es llevar tanto al sanador como al paciente a un estado en el que sea posible la transferencia de información. Y eso no requiere de ninguna técnica elegante ni ritual concreto. Es más bien un estado que reconoce nuestra conexión con la fuente y la conexión entre tú y la persona a la que estás intentando ayudar.

Todo lo expuesto en este libro no sustituye a los cuidados médicos convencionales, y es importante que así se lo comuniques a los que aspiras sanar. No los animes a dejar de tomar la medicación que tengan pautada ni les des consejos que son del dominio de los profesionales médicos.

1. **Crea un espacio seguro.**

   Debes ver a la persona que quieres sanar como una expresión de la fuente energética y sentir tu conexión con ella. Respétala comprometiéndote a no revelar la información que pueda compartir contigo, considerándola completamente confidencial y dejando a un lado cualquier juicio hacia su persona.

2. **Pídele al paciente que se tumbe y asegúrate de que está cómodo.**

   Estar cómodo ayuda al paciente a mostrarse receptivo. Una camilla de masajes es ideal para hacer esto porque la altura te permite a ti, el sanador, colocarte cómodamente de forma que tu energía puede fluir a través de tu cuerpo. Pero la verdad es que puedes transmitirle esta energía al paciente en cualquier posición, tanto sentado como de pie.

3. **Céntrate y ábrete a la fuente.**
Colócate junto al paciente y dedica un momento a centrarte antes de comenzar la sesión. Colócate de pie con los pies separados a la altura de los hombros y flexiona un poco las rodillas sintiendo el contacto de tus pies en el suelo. Como expliqué en el ejercicio sobre cómo centrarse y abrirse en el capítulo 3, inclina la pelvis ligeramente hacia delante y pon la columna recta.

Imagina un cordel energético, como si fuera un láser, que se desliza desde la base de tu columna vertebral y se interna en la tierra. Percibe cómo te sientes más pesado y centrado. Imagina una bola de luz brillante suspendida sobre ti y después visualiza cómo la luz entra en tu cuerpo por tu coronilla. Siente cómo la luz te llena el cuerpo extendiéndose por el tronco y las extremidades.

4. **Distrae tu mente para permitir que fluya la energía.**
Para conseguirlo puedes utilizar el bucle de imágenes del capítulo 4, que es una técnica que conlleva cierta práctica. También puedes intentar distraerte sin más. Yo suelo mirar por la ventana o incluso hablo con el paciente. Es mi forma de evitar que mi ego interfiera en el resultado de la curación y ponerme receptiva.

5. **Carga tus manos de energía.**
Practica el ejercicio para experimentar energía del capítulo 1 colocándote las manos delante, con las palmas mirándose entre sí, y desplázalas hacia delante y hacia atrás concentrándote en las diferentes sensaciones que experimentas. En cuanto notes el flujo de energía, coloca las manos sobre el paciente y deja que se desplacen como si las guiara una fuerza externa.

6. **Deja que fluya la energía.**

No lo fuerces. Recuerda que tu fuente energética viaja por tu interior en todo momento y no necesita que la invoques. A veces, cuando la energía empieza a fluir, descubro que mi cuerpo se mueve por cuenta propia. Es como si me estuviera alineando para que la energía pueda fluir con facilidad.

7. **Desconecta del paciente.**

Imagínate al paciente rodeado de luz blanca y después visualiza tu propio cuerpo rodeado también de luz. Al hacerlo estás enviando el mensaje de que, aunque estáis conectados a la fuente, los dos sois individuos con libre albedrío.

AGRADECIMIENTOS

Mis pacientes me han enseñado muchas cosas. Les estoy muy agradecida por haberme confiado el cuidado de su salud y por compartir sus historias conmigo.

Y hablando de historias, Nell Casey me ayudó a contar esta. Nell me ayudó a tejer los hilos de mi propia experiencia con las historias de los sanadores que conocí y la investigación científica que apoya su trabajo. Nell y yo tuvimos la suerte de colaborar con el investigador Michael Lowell, un meticuloso verificador de información que leyó un montón de libros y cientos de artículos y entrevistó a docenas de personas mientras trabajábamos en este proyecto. Kristina Grish colaboró con el concepto original de este libro y contribuyó a su estructura final. Les estoy muy agradecida a todos por su duro trabajo y su gran talento.

Laura Nolan es mi agente literaria y me ha guiado con mucha habilidad. Ha tenido un papel muy importante en la creación de este libro y le agradezco su paciencia y apoyo.

Enseguida aproveché la oportunidad de que fuera HarperCollins quien publicara mi libro, y valoro mucho la fe que demostró en este proyecto. Harper Wave ha publicado algunos de mis libros sobre salud que más me gustan, y no podía desear una editorial mejor como autora. El equipo de Harper Wave, encabezado por Karen Rinaldi, está formado por profesionales con talento y cultura, y me alegro de tenerlos de mi lado. Nuestra editora, Julie Will, aportó claridad y perspicacia, y valoro su experiencia y el duro trabajo que hizo para transformar nuestro manuscrito en este libro.

Ha habido momentos en los que me he sentido abrumada por este viaje, y agradezco mucho haber contado con la paciencia de mi familia. Mi marido, Noah, y mi hija, Emma, trabajan conmigo en Yinova (Noah dirige la clínica y Emma dirige el departamento de marketing), y los dos trabajaron el doble para que yo pudiera concentrarme en este libro. Es más, ambos fueron una fuente de inspiración, animo y abrazos. *Louie*, nuestro perro, se sentaba en mis rodillas y me hacía compañía mientras escribía. Y les estoy muy agradecida a los tres.

Desde sus modestos comienzos, ahora Yinova es un consultorio importante. En realidad ha crecido tanto que no puedo nombrar a todos mis colegas por su nombre, pero ellos saben quiénes son. Adoro trabajar con un equipo de practicantes con tanto talento y que demuestran tanto apoyo con los que crear un entorno curativo. Me gustaría hacer una mención especial a Liz Henning, nuestra jefa de operaciones, que es la persona más organizada que conozco y quien se encargaba de dirigir Yinova mientras yo estaba escribiendo este libro. Mi secretaria, Hemaalya Omrao, también merece el reconocimiento de haberme mantenido informada de todo con tanto cariño.

Hay varios académicos y científicos que hicieron contribuciones a este libro. Me gustaría dar las gracias al doctor Jeremy Pulsifer, que enseña física a acupunturistas y que es un gran practicante de medicina china, por haberme ayudado a identificar las investigaciones relevantes para nuestro trabajo. El doctor Bill Bengston, el doctor Erik Peper, la doctora Leah Lagos, Brenda J. Dunne y el doctor Roger Nelson, todos nos hablaron de su trabajo con mucha paciencia y fueron muy generosos, tanto con su tiempo como con sus investigaciones.

En Japón conté con la colaboración de un pequeño ejército de traductores, y cada uno de ellos aportó su propia personalidad al proyecto. Kuzuhara Kaori es una mujer delicada con una risa cantarina. Me maravilló lo bien que conoce la lengua inglesa, y su sentido del humor y sus conocimientos de la cultura local hicieron que nuestro viaje a Kioto, con Hiroyuki Abe, fuera una experiencia muy especial. Katsunori Kojima es un comentarista deportivo especializado en béisbol, de Tokio, que vivió en Estados Unidos mientras trabajaba como traductor para Tsuyoshi Shinjo cuando era jugador de los New York Mets y después de los San Francisco Giants. Se desplazó hasta Kobe para fungir como intérprete de mi entrevista con Hiroyuki Abe, y su experiencia se hizo evidente cuando dejó claro que era capaz de traducir conceptos muy complejos manteniéndose completamente neutral. Volvimos a encontramos con él en Tokio, donde nos brindó su amistad y nos llevó a conocer a sus padres y nos acompañaba cuando salíamos a comer. A Kojima le ayudaba Sakiko Matsumoto, y le proporcionaba su apoyo en algunas traducciones debido a la naturaleza esotérica del asunto que teníamos entre manos. Takayuki Kawamoto fue nuestro traductor en Fukuoka. Él aportó mucho humor y mucha calidez al proyecto, y nos fue de gran ayuda para entender el trabajo del maestro Kawakami. A veces lo ayudaba Erika Ashima, cuyo humor irónico era un regalo para todos. Todos se tomaron su trabajo muy en serio e hicieron una gran contribución a este libro.

Conocí a grandes sanadores a lo largo de mi viaje y no todos ellos han acabado en las páginas de este libro, pero todos me enseñaron algo, y les estoy muy agradecida a todos por permitirme observar su trabajo y aprender de ellos.

NOTA SOBRE LA AUTORA

Jill Blakeway tiene un doctorado en acupuntura y medicina china y es un acupunturista licenciada y titulada en acupuntura y herboristería clínica. Se la conoce por la forma intuitiva que tiene de practicar la medicina china y por su capacidad para integrar esta práctica tan antigua con la biomedicina moderna. Jill es la fundadora del Yinova Center en la ciudad de Nueva York. También es profesora visitante de medicina tradicional china en el Pacific College of Oriental Medicine, donde imparte un curso de ginecología y obstetricia para los candidatos al doctorado. Jill es coautora de *Making Babies* y autora de *Volver al sexo: recupera tu libido: sabiduría ancestral para parejas modernas.*